U0110660

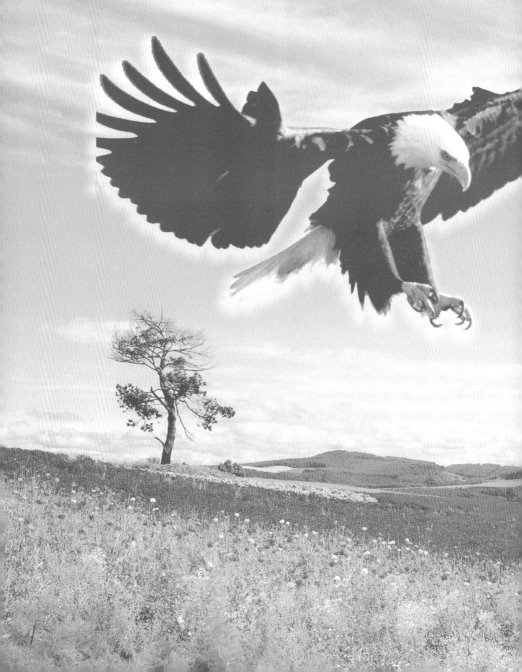

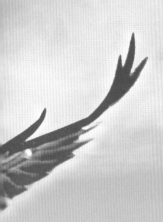

大展好書　好書大展
品嘗好書　冠群可期

中醫保健站：86

黃元御 四聖心源 點睛

（清）黃元御　原著

呂宇劍　點睛

大展出版社有限公司

黃元御
和《四聖心源》簡介

　　黃元御，名玉璐，字元御，一字坤載，號研農，別號玉楸子，清代山東昌邑人。

　　黃元御是清代著名的尊經派醫學家，醫術高超，1750年黃氏以民間中醫身分施治於乾隆帝，三劑而癒，乾隆帝親書題區黃元御「妙悟岐黃」以為褒獎，並恩賜御醫，從此，黃元御開始了御醫的生涯。

　　黃元御一生著作14種，其中醫書11種，而《四聖心源》則是黃元御後期著作中的巔峰大著，完美詮釋了自然之道、醫道合一的精義。

　　黃氏悟伏羲、文王、老子、關尹子易道之精深、釋岐伯、黃帝、越人、仲景思想之精準，將道與經典中醫的精髓闡發為土運陰陽（土即道之一氣）的太極圓運動中醫理論，戊己運回，而後陰陽回周，道不運，何來陰陽之周乎？老子云：三十輻共一轂，當其無，有車之用。魏伯陽曰：土王四季，羅絡始終，青赤白黑，各居一方，皆秉中宮戊己之功。世知陰陽之回周，而不知陰陽之回周實原於土之健運；世知土運陰陽，而不知土到底是如何運轉陰陽

以成戊己之功之機制，數千年來幾人能解道德之秘？黃氏「土運陰陽」的宗義及其機制（在「天人解」、「勞傷解」）可謂直指老子隱而未言之真諦，道家隱秘洩於此矣。

先天之易，陰陽對待，知陽而推及陰，察陰而究及陽，依此原理，脾陷必致胃逆、上熱必致下寒、氣滯必致血瘀，這種陰陽對待哲理，用之於詮釋氣化之理，在《四聖心源》中比比皆是。可見，黃氏對陰陽哲理的透徹之悟。

此書中，黃元御結合了六氣、十二經，將五行的內在氣化運作機制作出了詳細而完美的詮釋，氣化之原理明矣。

300 年來，黃氏醫學，爭光日月，追隨者眾。以弘揚黃氏學說為己任的清代著名私淑醫者有陽湖張琦、瀋陽慶雲閣、江陰吳達，此三醫家分別著有《素問釋義》、《慶雲閣醫學摘粹》、《醫學求是》（均有出版），特別值得黃氏醫學繼承者研究借鑑。然道是「無」，中醫研究這個「無」，必以「理」為先導，而後才能入手實踐。誠如黃元御所言，以道者恍惚窈冥，無物可言，只是一段妙理而已。先聖更指，主宰者理，流行著氣。中醫之本既然是一段妙理，視之不見、聽之不聞、搏之不得，那麼當如何下手馭之乎？

甲午長夏西子湖畔　呂宇劍

（QQ：32280691）

趙文舉·導讀

　　一代哲醫、鴻儒黃元御，一生醫學著作甚豐，傳世者凡一十三部。出身書香名門，幼承祖訓，靈根夙植，少負奇志，聰慧穎悟，聞道獨早。深邃《易》、《老》之道，妙解《素》、《靈》之奧，將天地人三才同構，一理同氣，一元運轉，人體升降出入、盈虛消息，與天地同化，維繫全息態勢。法象者，莫大於天地；變化著，莫大於四時；懸諸著明，莫大於日月。纖芥之吾身，一太極也，廣納須彌而不迫窄，萬物皆備於我矣。天人一也，未識天道，焉知人理？故善言天者，必有驗於人，然則善言人者，亦必有驗於天矣。人秉天地之中氣而生，天之在我者，五行之德也；地之在我者，五行之氣也。

　　黃帝、岐伯、越人、仲景之書，爭光日月。滌濾玄覽，空明研悟，考鏡靈蘭之秘，詁讀仲景《傷寒》，靈台夜闢，玄鑰晨開，獨悟四聖之心源。

　　崇陽尚中，陰易長而陽易消，陽氣衰則水寒土濕，脾陷胃逆，中氣堙鬱，樞軸弗運，四維莫轉，升降反作。鳥飛而上，魚潛而下，火則上炎，水則下注，濁氣逆上，清

氣陷下，人之衰老病死，莫不由此。

天之大寶，一丸紅日，人之大寶，一息真陽，醫家之藥，首在中氣，扶陽抑陰，洩水補火，己升戊降，黃潛於中宮。

脾升則肝腎亦升，故水木不鬱；胃降則心肺亦降，故金火不滯。火降則水不下寒，水升則火不上熱，平人下溫而上清者，以坎陽離陰獨幹乎中氣也。祛病延年之法，莫妙乎此。

中者，坎陽離陰交媾之媒，此意得之《靈》、《素》，讀唐宋以後書，未易生茲妙悟也。

黃氏於《經》、《史》、《子》、《集》無不淹貫，乃都昌上士，萊國鴻生，史服經衣，探《八索》、《九丘》之奧，儀仗仁巢，發三辰五嶽之靈。遠紹漢晉文體風骨以著書立論，懸解經典，運以駢四儷六之體勢，錦心繡口之華章，慮周而藻密，章法嚴謹，闡釋剔徹。每部書首之自序文章，可謂篇篇皆成雅作，宏大廣博，妙遠淵微，性靈所致，揮灑自如，跌宕起伏，獨邁前賢。

《枳元》當是漢晉賦體的精品，通篇文采高古，氣勢磅礴，汪洋恣肆，仰觀吐曜，俯察含章，溯其往古，酌其來今，旁及萬象。字字珠璣璀璨，句句金聲玉振，乾光耀彩，文運璘彬，以揚天地之大化，繼古聖之匡維也。

文以載道，每部書、每篇醫論皆妙語珠貫，佳聯璧合，朗朗爽口，心開目明，記憶深刻，既明醫理，又享美文，文之為德也，大矣。四聖而後，一火薪傳，郁郁乎文哉，尚有幾人歟？

　　其所以能鑄就醫學偉業，為後世留下寶貴而豐厚之醫學文化遺產，成為醫學寶庫中一顆燦爛的明珠，包含著諸多因果關係。

　　首先是天資聰明睿智，青襟之歲抱負高遠，有奮至青雲以功業兼濟天下之宏願，為其來日發展奠定了基因。

　　二是天有不測風雲，人有旦夕禍福，恰值而立之年，躊躇滿志之時，偶攖目疾，見誤庸醫，精明障蔽，左目失明。往日仕途功名之路被阻，金榜題名、風雲際會之希冀無期，可知當時是多麼無奈與絕望，陷入鬱悶羈愁之境遇。窮且益堅，不墜青雲之志，於沉寂逆境中決然奮起。路漫漫其修遠兮，吾將上下而求索，憑其淵博之文化底蘊，從此踏上迢迢之岐黃路，譜此駸駸之歲年。

　　三是精勤不倦，珍惜分陰，研田為農，管城作君，枯心於尺素之中，殫精於寸穎之末。日月忽其不淹兮，春與秋其代序，春雪才收，秋露忽零，星斗屢易，弦望幾更，璧陰促節，急景催年。多少暮鼓晨鐘，數不盡黃卷青燈，猶而茫若，仰鑽莫從，真宰恍惚，未得其朕。鑿山枉道，涉水迷津，歷盡弱水三千，乘寶筏終達覺岸。

　　四是釋典著書往往失地遠客，所以景況蕭零，旅懷索落，時而遇事輟筆，腹稿荒殘，零落不追。時而停筆愴懷，中宵而嘆，念昔先人，悲憫來者，以沉鬱偃蹇之身，歸然獨在，賴此尺籍，以消長日，憑此寸穎，以遣煩冤。蕭蕭古寺，落落荒齋，感歲月之已晚，傷春秋之慾暮。當伯玉知非之時，值孔子學《易》之秋，事與之判，年與之齊，慨世短而心長，念身微而愁劇。

　　五是龍湖已去，聖藻猶存，世屬三古，人更四聖，葦絕簡亂，遺文顛倒，錯落夅互，經傳而意晦。昔遠詞文，義宏體博，末學粗工，卒難尋繹，而醫法淵源自此而始，斯書得以流傳，實乃蒼生之幸。

　　六是反覆研讀四聖醫典，識其梗概，漸悟醫源，當其午夜籌燈，心源默闢，擺筆靈飛，撫幾神騖，豁然天開，磔然理易，於是鑿先聖未雕之璞，探千秋永墜之奇。青陽初謝，朱夏方來，上臨赫日，下拂炎風，益以披裘帶索，食玉炊桂，鼻頭出火，心下如痗。焚膏油以繼晷，恆兀兀以窮年，天道酬勤，不負苦心人，崇琬琰於懷抱之內，吐琳瑯於毫末之端，四聖之書淆亂移正，條緒清分，舊文按部，新義煥然。遂使舊疑霧除，宿障雲消，蚌開珠露，沙落金呈，千載重明，日月光天，山河麗地，古聖醫傳，昭然若揭，衷群言之淆亂，回蒼生之顛沛也，遂作軒岐之功臣，越仲之高弟。

　　七是悟透醫源，宗四聖之心傳，昭其大德，作生人之大衛，而運以精思，達以卓論，抉天人之奧，尋墜緒之茫茫，旁徵而遠紹，障百川而東之，廻狂瀾於既倒。長生久視之法，袪病延年之術，於此而通，不必遠訪崆峒，遙羨蓬萊也。

　　八是以道濟含靈，精勤著書立言，匡正苦寒之弊，為其平生三不朽事業。天將降大任於斯人也，必先勞其筋骨，餓其體膚，苦其心志，僅十閱春秋，書成十四部（《玉楸子堂稿》現未刊行），計一百零一十一卷，二百二十五萬言。其卷帙之浩繁，剖判之透徹，理論之精確，孰

與倫比？既竭誠於診務，又勤奮於筆耕，且左目失明，中虛體弱，加之大半時間遠客他鄉，可知當時景況何等孤寂與辛勞。卻以羲和追日、精衛填海之志，超凡不捨之精神，日就月將，踐行其以良相之心而為良醫的初衷和諾言。以其極強烈之歷史責任感，丈夫有志，抱杜欽、杜焰之痛，胸臆約結，鬱淪奧渫，何以為歡，求為醫經藥錄。於是，冥心於沖虛之表，騖精於恍惚之庭，刿心刻意，啟先聖之玄扃，論書冊以抒懷，垂文章以行遠也。錯簡移正，謬誤刪除，條緒清分，恢復原貌，古聖醫法得以正本清源，來者傳承有序。非第消永日而讀勞思，抑亦康濟斯民之術也。

　　九是省徹人生，覷破得失，論成注畢，則以變泣為歌，破愁為笑。人之情，已富者不美，已貴者不榮，朱紱無憂，綠蘿長親，攤卷朗吟，其樂無窮。吾今而知，莫富於山林之士，莫貴乎煙霞之人，此中真意，正自可悅也。世之最長者，得意之事，往往於失志之中，有得意之樂，若使得志，則必失意；若使得意，則必失志。聖人無全功，造化無全能，與其得志而失意，不如得意而失志。二者不可兼，寧捨彼而取此，此中得失，不足為外人道也，此中憂樂，未易為俗人知也。

　　向使身都通顯，則今段奇功，淹沒於晏安豫樂之中矣，何以有此！然則窮愁著書，是乃岐黃之靈，仰以彼蒼之心，又何怨焉。失者得也，窮而暴富，莫加於此，擁旄萬里之榮，南面百城之樂也。

　　嘗自比肩古人，感慨抒懷，追遠思今，溢於言表。嗟

乎！往者虞卿違趙而著《春秋》，屈原去楚而著《離騷》，然後知當時之失意，皆為後此之得意無窮也。向使虞卿終相趙國，屈原永宦楚幫，則《離騷》不作，《春秋》莫著，迄於今，其人已朽，其書不傳，兩人之得意，不如其失意也。

然文信不遷，《呂覽》弗著，西伯非囚，《周易》何傳，是乃巴蜀乃不韋之樂地，羑里乃文王之吉宅也。

窮則獨善其身，達則兼濟天下。固當牢騷於創始之日，亦必愉快於勒成之時者，志勵丁年，書竣蒼首，十仞作井，一簣成山，此亦煙嵐著書之士，最為破涕而笑者也。

嗚呼！有一代之功業，有千秋之勳猷，任兼將相，望重國家，宣沙漠之雄偉，馳丹青之榮譽。榮則榮矣，無何而古墓為田，松柏成薪，豐碑已斷，綠字無存，傳觀故實，不能考其姓名，遠綜先典，莫或搜其軼事。念滄桑之更變，嘆陵谷之遷移，其間宏才遠略，豐功偉烈，生而光顯，歿而泯滅者，不知幾何？三不朽事業，殊不在是，與其收功臣之帶礪，享良相之茅士，不如永日嘯歌逍遙於黃葉青山下也。

當世安樂之人，其得天者誠厚。然隙駟不留，尺波電謝，生存而處華屋，零落而歸山丘，身與夕露同晞，名與朝華並滅，荊棘狐兔之中，樵牧歌吟之下，其為安樂者焉在。竊以為天之厚安樂之人，不如其厚羈愁之士。

《四聖心源》乃坤載先師集諸書理論大成之作，四聖醫法精華之薈萃，是理法方藥、脈因證治與臨床之縝密結

合，是濟困扶危，袪病延年之金石秘錄，懸諸日月不刊之書也。

以通玄之妙筆，寫濟世之婆心，微言大意，語語自聖經出，卻語語自心坎中出，醫見之為醫，玄見之為玄。

高山流水，千古知音，一脈相承，全書貫通易醫同源而異流，與百家諸子殊途而同歸，智炬長明，別開洞天，之所以極深而研幾也。唯深也，故能通天下之志；唯幾也，故能成天下之務；唯神也，故不疾而速，不行而至。援其奧賾釋經論醫，信手拈來，如行雲流水，法圓而理通，頭頭是道，雖百慮而一致。

「中氣解」首創黃芽湯，坐鎮祖庭，職司中皇運轉迴環、升降出入之權，四維之藥隨證裁入，還鉛聚汞，龍虎回還，嬰兒姹女之交，媒在黃婆。所謂發千鈞之弩者，由一寸之機，轉萬斛之舟者，由一橛之木也。

全書自陰陽、五行開篇，至內、外、婦之百病，以崇陽尚中、抑陰瀉濕為唯精唯一之理論宗旨、學術核心理念，道立於一，一以貫之於始終。故經曰：根於中者，命曰神機，神去則機息，根於外者，命曰氣立，氣止則化絕。出入廢則神機化滅，升降息則氣立孤危，故非出入則無以生長壯老已，非升降則無以生長化收藏，旨哉斯言也。

書中不乏諸多石破天驚、發聾振聵之箴言警言，讀來宛若先師面對面之耳提面命，洗耳恭聽，淪吾靈性，益吾心智，直如金針暗渡，醍醐灌頂。

「陰陽變化」清濁之間，是謂中氣，中氣者，陰陽升

降之樞軸，所謂土也。

「五行生剋」其相生相剋，皆以氣不以質也，成質則不能生剋矣。此開鴻濛之論也，未見於諸家之書。

「臟腑生成」祖氣者，人身之太極也。祖氣初凝，美惡攸分，清濁純雜，是不一致，厚薄完缺，亦非同倫。後日之靈蠢壽夭，貴賤貧富，悉於此判，所謂命秉於生初也。

此論首開人類遺傳基因學理論先河，肇端於此。

「厥陰風木」故風木者，五臟之賊，百病之長，凡病之起，無不因於木氣之鬱。木為水火之中氣，病則土木鬱迫，水火不交，外燥而內濕，下寒而上熱，下之則寒濕俱盛，上之則風熱兼作。

「少陰君火」補肝之血則宜溫，補心之血則宜清，補肺之氣則宜涼，補腎之氣則宜暖，此定法也。血根於心而藏於肝，氣根於腎而藏於肺。心火上熱，則清心家之血；腎水下寒，則暖腎家之氣。

此論悉本四聖心法，內外感傷，百變不窮，溯委窮源，不過六氣所變化耳。以五臟、六氣、氣化施以寒熱溫涼，楚河漢界、涇渭分明，渠謂一派溫熱，不分四時乎！三百年來對黃氏醫學之迷惘、曲解、抑或道聽塗說也。

但土雖剋水，而百病之作，率由土濕，濕則不能剋水，而反被水侮。土能剋水者，惟傷寒承氣一證，其餘則寒水侮土者，十九不止。

方其上熱，必有下寒，以水火分離而不交也。見心家之熱，當顧及腎家之寒。

「少陽相火」凡上熱之證，皆甲木之不降，相火本自下行，其不下行而逆升者，由於戊土之不降。

「太陰濕土」陰易盛而陽易衰，故濕氣恆長而燥氣恆消。陰盛則病，陽絕則死。

「陽明燥金」辛金化濕者，十之八九，戊土化燥者，百不二三。是以仲景垂法，以少陰負趺陽者為順。反胃噎膈之家，便若羊失，其胃則濕而腸則燥。

「太陽寒水」水以蟄藏為性，火秘於內，水斂於外，是謂平人。癸水溫而壬水寒則治，癸水寒則壬水熱則病。

內傷者，病於人氣之偏，外感者，因天地之氣偏，而人氣感之。

「目病根原」眼病疼痛，悉由濁氣逆沖。頭目之痛者，甲木之邪也，甲木不降，相火上炎而刑肺金，肺金被爍，故白珠紅腫而熱滯也。脾升胃降，則在中氣。中氣者，脾胃旋轉之樞軸，水火升降之關鍵。濟其燥濕寒熱之偏，則中氣治矣。

水寒土濕，脾陷胃逆，升降倒置，乃先師論治百病之基本病因病機，其理論淵源究竟奚在？完全源於天人一理、五運六氣天人同化的自然觀。論曰：土生於火，而火滅於水，土燥則剋水，土濕則水氣氾濫，侮土而滅火。水泛土濕，木氣不達，則生意盤澀，但能賊土，不能生火以培土，此土氣所以困敗也。血藏於肝而生化於脾，太陰土燥，則肝血枯而膽火炎，未嘗不病。但足太陰以濕土主令，足陰陽從燥金化氣，濕為本氣而燥為化氣，是以燥氣不敵濕氣之旺。陰易盛而陽易衰，土燥為病者，除陽明承

氣外不多見，一切內外感傷雜病，盡緣於土濕也。

五行之性，火燥而水濕，太陰脾土，升自水分，因從水分而化濕；陽明胃土，降自火位，因從火位而化燥。太陰之濕，濟陽明之燥，陽明之燥，濟太陰之濕，燥濕調和，中氣輪旋，是以胃納脾消，吐利不作。證之臨床，毫髮不爽。

此先師之真知灼見，其理明白昭晰，於醫理之圓覺徹悟也，故苦口喋喋，誨爾諄諄。

至於其方藥悉本於長沙，故有《長沙藥解》之作，莫不以理立論，以論立法，以法立方，以方組藥。承仲聖經方奧蘊予以化裁而出新意，方意嚴謹，選藥精當，療效確切。

諸如培養中氣之黃芽湯、陰虛之地魄湯、陽虛之天魂湯、驚悸之金鼎湯、精遺之玉池湯及婦人諸方等，只要謹按其理法方藥，脈因證治施方，其效果然，往往用他方不效者，用之輒效。

於人參湯、桂枝湯、苓桂類、柴胡類等增損應用較多，尤其內科於桂枝湯、婦科於溫經湯、桂枝茯苓丸之化裁運用概率尤多，已達到極致。

以人參、乾薑，崇陽補火，甘草、茯苓、白朮，培土瀉濕，調養中氣，職司脾升胃降之權。桂枝、柴胡、芍藥、丹皮等從左翼升達肝腎，致清陽左旋於九天之上；半夏、陳皮、杏仁、砂仁等從右翼降斂心肺膽，使濁陰降於九地之下。以致中樞常運，四維自轉，陽升陰降，如環無端，濁降清升，往復循環，生生化化，以平為期。至於四

維紛繁之病證則因機組方，以此握中而居要，遂應無窮之
變。

於藥學之闡發與論述，亦法《神農本草經》及《傷
寒》、《金匱》，並根據臨證體驗發揮創意，賦以新論。

甘草備沖和之正味，秉淳厚之良資，入金木兩家之
界，歸水火二氣之間，培植中州，養育四旁，交媾精神之
妙藥，調劑氣血之神丹。

體具五德，輔以血藥，則左行己土而入肝木，佐以氣
藥，則右行戊土而入肺金，凡調劑氣血，交媾精神，非脾
胃不能，非甘草不可也。上逆者，養中補土，益以達鬱而
升陷，則嘔吐與脹滿之家，未始不宜甘草，前人中滿與嘔
家之忌甘草，非通論也。

人參氣質淳厚，直走黃庭而補中氣。仲景理中湯丸，
用之以消痞痛而止嘔瀉，握其中樞而運四旁也。全是建立
中氣，以轉升降之機。由中氣以及四維，左而入肝，右而
入肺，上而入心，下而入腎，無往不易。但入心則宜涼，
入腎則宜熱，入肺胃則宜清降，入肝脾則宜溫升，五臟自
然之氣化，不可違也。

白朮氣味濃郁，汁漿淳厚，既養胃氣，亦養脾氣，最
生津液，而止燥渴。白朮止濕家之渴，人參止燥家之渴。
白朮性頗壅滯，宜輔之以疏利之品。肺胃不開，加生薑、
半夏以驅濁，肝脾不達，加砂仁、桂枝以宣鬱，令其旋補
而旋行，則美善而無弊矣。

乾薑燥熱之性，甚與濕寒相宜，而健運之力，又能助
其推遷，復其旋轉之舊。蓋寒則凝而溫則轉，是以降逆升

陷之功，兩盡其妙。運其輪轂，自能復其升降之常，而不至於助邪。其上下邪盛者，稍助以清金潤木之品，亦自並行不悖。若不知溫中，而但清上下，則愈清愈熱，非死不止！調肝暢脾，凡女子經行腹痛，陷漏紫黑，失妊傷胎，久不產育者，皆緣肝脾之陽虛，血海之寒凝也，悉宜乾薑，補溫氣而暖血海。

茯苓功標百病，效著千方。凡內傷諸病，如氣鼓水脹，咳嗽痰飲，洩利淋濁，吐衄崩漏，癥瘕帶下，黃疸消渴，中風癲狂，驚悸遺精，反胃噎膈，洩穢吞酸，骨蒸毛熱，閉經絕產，霍亂腹痛，傷風齁喘，種種幻怪，百出不窮，究其根源，悉緣土濕。茯苓洩水燥土，沖和淡蕩，百病皆宜，至為良藥，道家稱其有延年之功，信非過也。

半夏平頭上之眩暈，瀉心下之痞滿，善調反胃，妙安驚悸。悸者，乙木之鬱沖，驚者，甲木之浮宕，乙木之枝葉敷舒於上，甲木之根本栽培於下，則驚悸不生。以陽衰土濕，升降失政，脾陷而乙木不得直升，枝葉上鬱，肝氣振搖則善悸；胃逆而甲木不能順降，根本下拔，膽氣虛飄而善驚。半夏辛燥開通，沉重下達、專入胃腑，而降逆氣。胃土右轉，濁淤掃蕩、胃腑沖和，神氣歸根，則鶴胎龜息，綿綿不絕竭矣。

庸工以為陰虛火動不宜半夏，率以清涼滋潤之法，刊諸紙素，千載一轍，四海同風《靈樞》半夏秫米之方，《金匱》半夏麻黃之制，絕無解者。仁人痛心，下士不悟，迢迢長夜，悲嘆殷廬，悠悠蒼天，此何心哉！

桂枝入肝家而行血分，走經絡而達營鬱，最調木氣，

升清陽脫陷，降濁陰沖逆，入肝膽散遏抑，更安驚悸。

　　肝應春，而主生，而人之生氣充足者，十不得一，即其有之，亦壯盛而不病，病者，皆生氣不足者也。蓋木生於水而長於土，水溫土燥，陽氣升達，而後生氣暢茂；水塞土濕，於是滯塞而剋己土，以其生意不遂，故抑鬱而作賊也。肝病則燥澀堙瘀，經脈亦病。木中孕火，其氣本溫，溫氣存則鬱遏而生風熱，溫氣少則風熱不作，純是濕寒。其濕寒者，生氣之衰，其風熱者，亦非生氣之旺。此肝病之大凡也。

　　桂枝溫散發舒，性與肝和，得之臟氣條達，經血流暢，是以善達脾鬱。經臟榮舒，而條風扇布，土氣鬆和，土木雙調矣。土治於中，則樞軸旋轉而木氣榮和，是以既能降逆，亦可升陷。大抵雜證百出，非緣肺胃之逆，則因肝脾之陷，桂枝既宜於逆，又宜於陷，左之右之，無不宜之，良功莫悉，殊效難詳。凡潤肝養血之藥，一得桂枝，化陰滯而為陽和，滋培生氣，暢遂榮華，非群藥所能及也。

　　上七味乃制方之核心藥物，以培補中氣，健運脾胃，孕育黃芽之妙品，職司龍虎升降，交濟嬰姹之良材，默契於造化，是黃氏醫道之綱紐，故細陳其藥性，不可不精熟而詳味也。

　　余近讀呂君宇劍之力作《四聖心源點睛》一書，頗受啟迪與獲益。用《易》、《道》天人之學，以惜墨如金之筆法，精確之文字，大處著墨，提要鉤玄，闡釋書中奧意，所謂知其要者，一言而終也。如《天人解》點睛：

「陰陽肇基，爰有祖氣」，引《周易參同契》：乾坤者，易之門戶，眾卦之父母。先天之陽為乾，先天之陰為坤，乾坤相索交媾，是生三陰三陽之祖氣。再如引《關尹子》；流者舟也，所以流之者是水，非舟。用以闡明陰陽之升降，中氣之浮沉，四象之推遷。

歲月荏苒，世事滄桑，一代宗師，仙往將三百年矣。其生資高邁，見識超然，學究天人，故能妙悟岐黃。但處滑靡波流之日，不肯學步邯鄲，隨波逐流，人云亦云。其書、其道、其文采，自仲聖而後，罕有與其倫比者。

陽春白雪，曲高和寡，故其書、其道，在醫林中歧義紛出，上士聞道，勤而行之，中士聞到，半信半疑，下士聞道，大笑之，不笑不足以為道。三士皆當有之，畢竟上士勤而行之者眾，而猶恐其行之不遠也，以生人之心著書，故服膺是書，鋟版多印，以傳四方。

古人著書，往往生前不及付梓，後人傳抄者多，得其抄本，即如獲至寶，珍藏之。抑或爭取時日，精心校讎，付諸剞劂，以廣其傳。

自知者明，書竣業就，原始要終，成一家之言，藏諸空山，以待後之達人。天道好還，否極泰來，後世醫家與時偕行，於其書，其醫學思想體系愈加認同。尤其當代醫學昌盛，研讀其書者與日俱增，其書大量出版發行，十萬餘冊暢銷於世。研究有素之學者於線上線下免費講解，傳播黃元御醫學思想，並運用其理法方藥於臨床，屢起沉痾，此乃物競天擇、優勝劣汰之必然。

往者已矣，後之達人輩出，非第向坤載先師之慰藉，

亦惠生民之溥濩，莫非氣數所使然也。

　　余祖系中醫世家，先父一生研用黃氏醫學，臨證屢收良效。垂髫之年，承趨庭叨陪之教，朗吟其書，清香爽口，殊覺其論彬彬之盛。及長，益覺文約而意博，理明而辭達，大備於古今，迴異於諸家之上。五十餘載，感悟頗多，個中體味，別有洞天。

　　有道是天下隨處皆緣，李君慶豐與吾忘年交也，皆篤信黃氏醫學。現執業於杭州，有其親炙門生呂君宇劍新作《四聖心源點睛》，薦余，囑以作序，余欣然承諾。初以寫序起筆，出於對黃氏醫學至愛，作起來有道不盡、寫不完之忠言，無奈改為導讀。

　　杭州乃坤載先師，當年隨駕江南舊遊之勝地，其書大多半於此山水間著就，其親炙弟子畢武齡即為金陵人氏。三百年後，復有呂君作私淑弟子，可謂桃李無言，下自成蹊。

　　余與呂君未曾晤面，先賞其書，賞其書，如睹其人，呂君學貫醫史哲，春蘭秋菊，朝暉夕陰，寫就《黃元御四聖心源點睛》，無愧於坤載先師，有益於海內同好，功濟於天下含靈。

　　　　　歲在甲午孟秋下浣　趙文舉　於杏林懷古書齋

李慶豐 · 序 言

　　《四聖心源》一書，是黃元御先生巔峰之作，他將道教學說的哲學思想融入於醫學理論，實乃前人所未備。其核心乃遵循老子所言：「天地之間，其如橐籥乎！虛而不屈，動而愈出，多言數窮，不如守中。谷神不死，是謂玄牝，玄牝之門，是謂天地。」大意是這樣的：天地之間，空虛而遼闊，好像古代的風箱，可以壓縮，可以舒張，可以隨意推拉往來，不受障礙，清濁之氣，自然分開，清氣上升，濁氣下降，清濁所以能分開，欲窮其理，千言萬語說到底，不如緊緊抓住「中」這個關鍵。中者，交濟水火之宅，陰陽升降之樞，道家謂之黃婆。嬰兒姹女之交，非媒不得，又說：谷神就在其中，乃為先天之祖氣，人之初生，必須先結祖氣，為混沌狀態，然內含陰陽，可謂人身之太極，太極分兩儀，陰陽悠分，為玄牝之門，不過中氣耳，可謂天地之根本也。

　　黃元御先生醫學理論哲學思想淵源來自於老子之學，是以此學說為理論核心來闡釋天人合一、人體與自然的關係、自然與疾病的關係，以及人體的生理功能、病理變

化，治療用藥的法則。

它在《四聖心源・臟腑生成篇》說道：人與天地相參也。陰陽肇基，爰有祖氣，祖氣者，人身之太極也……祖氣之內，含抱陰陽，陰陽之間，是謂中氣，中者，土也。土分戊己，中氣左旋，則為己土，中氣右轉，則為戊土。在治療方面，首重調理中氣。中氣為天地之根本，合而言之為中氣，分而言之為萬物之始，這就是黃氏對傳統中醫理論模式規範化所作出的一大貢獻和創舉！

黃氏尊經而不泥古，他的扶陽抑陰思想的建立和推崇，絕非空穴來風，都是他在罹患眼疾，後遭誤治，以及長期臨床實踐中精心驗證獲得真實經驗，他一再強調，告誡後人，在治療用藥方面要多注重培補中氣，中焦陽氣是升降的樞紐，中焦陽氣衰敗，則輪轂不轉，百病蜂起。這一關鍵的環節，後世醫家很少把握培補中陽，多以滋陰清熱之品，削伐脾胃陽氣，致使小病釀成大患。

舉一例說明：一患者病濕疹 10 餘年，治療屢不見效，濕疹層出不窮，時而抓破出血。由於常年服用清熱解毒涼血之品，致使中焦陽氣嚴重敗傷，每天要大便數次，面色青白如紙，四肢寒涼如冰，眼瞼浮腫。皮疹已經形成很厚的老繭，上面紅疹突起緻密，而顯隱不齊。來診時對吾說：「我血中有毒，必須用大量清熱排毒的藥品治療，好一階段了，現在怎麼也不好了，一定是計量不足！」當切其脈，六脈沉細無力，舌體胖大有齒痕，舌苔水滑欲滴。必是水寒土濕，中陽敗傷，少陰勝跌陽，水來侮土。黃氏有云：中焦陽氣旺盛，則力能剋水，土燥則水暖，土

濕則水寒，升降反作，濕氣淫溢，中陽內陷，衛氣不透，皮毛閉固，皮表瘀滯日久化熱。不用大量培補中焦陽氣之品，無以透達肌表，根在中土，病在皮表。吾用黃芽湯加附子、浮萍、重樓，三週而治癒，局部揭皮成張，嫩皮復出，潔白如玉，至今未發。吾經 30 餘年臨床實踐中，體驗到黃氏學說在於他紮實的把握了內經和仲景扶陽抑陰的重要原則，內經雖然說：陰平陽秘精神乃治，然而又說：陽氣者，若天與日，失其所，折壽而不彰……有陽氣則生，無陽氣則亡。此段話的深刻含義，在黃氏的著作中可以處處都能體現到。

黃氏對中醫的另外一個突出貢獻，即在於把複雜紛繁的中醫生理功能、病理變化，以及脈法、用藥都貫穿在大自然變化規律中，即以圓的運動來詮釋，甚合自然之道法，堪稱一代宗師！

余弱齡慕道，未及弱冠，家父病殞，深感醫學至重，於是勤苦於寒窗，獨研醫道，師承於吉林伊通中醫院長趙文舉老先生，深得其傳。趙老與其父精研黃氏醫書數十載，學驗俱富，聞名遐邇。

茲有門生呂宇劍，究黃氏之學近十載，在研究黃氏學說中多有領悟，現集錦而成《黃元御四聖心源點睛》，該書今刊行於世，可喜可賀！黃氏學術又增添一位繼承人，願黃氏醫學在國人的心裏遍地開花，結出豐碩的果實，為中華傳統醫學的偉大復興，貢獻出自己的一分力量！

甲午孟秋西子湖畔　李慶豐

目　錄

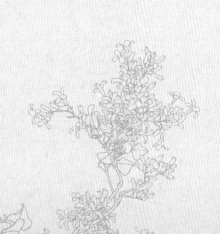

《四聖心源》自　敘

　　醫有黃帝、岐伯、越人、仲景，四聖之書，爭光日月。人亡代革，薪火無傳，玉楸子憫後世作者不達其意，既解《傷寒》、《金匱》，乃於己巳二月，作《四聖心源》，解內外百病，原始要終，以繼先聖之業。創闢大略，遇事輟筆。庚午四月，北遊帝城。十一月終，南赴清江。辛未二月，隨駕武林。四月還署，研思舊草，十得其九，厥功未竟。八月十五，開舟北上，再客京華。壬申十月，作天人之解，續成全書。癸酉二月，解長沙藥性，五月刪定《傷寒》，七月筆削《金匱》，八月修瘟疫痘疹，成於九月十七。

　　維時霖雨初晴，商飆徐發，落木飄零，黃葉滿階。玉楸子處蕭涼之虛館，坐寂寞之閒床，起他鄉之遙恨，生故國之綿思。悲哉！清秋之氣也，黯然遠客之心矣！爰取《心源》故本，加之潤色。

　　嗟乎！往者虞卿違趙而著《春秋》，屈原去楚而作《離騷》。古人論述，往往失地遠客，成於羈愁鬱悶之中。及乎書竣業就，乃心獨喜，然後知當時之失意，皆為

後此之得意無窮也。向使虞卿終相趙國，屈原永宦楚邦，則《離騷》不作，《春秋》莫著，迄於今，其人已朽，其書不傳，兩人之得意，不如其失意也。

當世安樂之人，其得天者誠厚。然隙駟不留，尺波電謝，生存而處華屋，零落而歸山丘，身與夕露同晞，名與朝華並滅。荊棘狐兔之中，樵牧歌吟之下，其為安樂者焉在！竊以為天之厚安樂之人，不如其厚羈愁之士。丈夫得失之際，非俗人之所知也。

顧自己巳，以至壬申，歷年多矣，元草未就，是天既長與以窮愁之境，而不頻假以蕭閒之日。帝眷之隆，何可恃也，良時非多，勗之而已。

癸酉九月甲戌昌邑黃元御

卷一

昔在黃帝，咨於岐伯，作《內經》以究天人之奧。其言曰：善言天者，必有驗於人。然則善言人者，必有驗於天矣。天人一也，未識天道，焉知人理！

慨自越人、仲景而後，秘典弗著，至教無傳。嘆帝宰之杳茫，悵民義之幽深，徒託大象，不測其原，空撫渺躬，莫解其要。人有無妄之疾，醫乏不死之方，群稱乳虎，眾號蒼鷹。哀彼下泉之人，念我同門之友，作天人解。

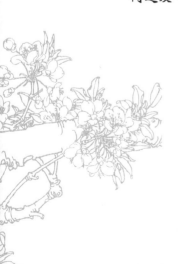

天人解

❖陰陽變化

【原文】

陰陽未判，一氣混茫。

【點睛】

道生一氣，一氣之內，陰陽凝合，是以混茫。

道者，謂之無極，其性「無」，名天地之始。太虛寥廓，視之不見、聽之不聞、摶之不得，無狀之狀，無物之象，是謂惚恍。惚恍即混茫之意。道，強而圖之為○。

一者，謂之太極，其性「有」，名萬物之母，道之子也。一氣，強而圖之為⊙。

此句闡釋一氣之「靜」，凝而為一者。

【原文】

氣含陰陽，則有清濁，清則浮升，濁則沉降，自然之性也。升則為陽，降則為陰，陰陽異位，兩儀分焉。

【點睛】

一氣即祖氣，祖氣含陰陽，升則為陽，降則為陰；陽化清，陰化濁，故清濁分也。清者，性輕，是以浮升；濁者，性重，是以沉降。輕者升，重者降，自然之性也。

升為動，降亦動，陰陽皆動，是以一氣從混茫之「靜」趨向於陰陽兩儀之「動」。陽位於上，陰位於下，

自然之位，兩儀分焉。

　　就一氣流行而言，陽為動，陰亦為動；就一氣陰陽對待而言，陽為動，陰為靜。

　　此句闡釋一氣之「動」，兩儀分也。

【原文】

清濁之間，是謂中氣。

【點睛】

　　清濁之間，有虛谷也，虛者，鴻蒙，恍惚，中氣也。說其「有」，而實為無象，說其「無」，而其又實為「天下之母」。中氣，天下之母，道家謂之太極。

　　中氣一詞，源自《道德經》，「道之為物，惟恍惟惚。惚兮恍兮，其中有象；恍兮惚兮，其中有物。窈兮冥兮，其中有精，其精甚真，其中有信」。其中有象、其中有物、其中有精、其中有信，中者，中氣也，信者，土也。

　　中氣妙理為道家之秘，故道家各派對中氣多為採用隱喻隱語，不下百種：「十字街」、「四會田」、「通衢路」、「戊己門」、「元牝門」、「元關竅」、「生殺舍」、「刑德門」、「生死關」、「陰陽戶」、「性命竅」、「天地根」、「造化爐」、「混沌之蒂」、「至善之地」、「道義之門」、「眾妙之門」、「不二法門」、「歸根竅」、「覆命關」、「玄牝門」、「祖氣穴」、「白雪」、「黃芽」、「玄珠」、「黍米」、「真土」、「實地」，異名疊出，不可勝計。

　　陰陽變化一節是本書重中之重，概括了黃元御所理解的太極理論。

　　黃元御對太極的闡釋之妙，在於其融入道家精髓，引入中氣概念。本節以下各句，黃元御懸解中氣妙理，以此刻畫太極之陰陽五行含義——中氣為樞軸，陰陽升降，化生四象；中氣為土，土合四象，是謂五行。中氣既為四氣之始點，又為四氣之終點。

【原文】

中氣者，陰陽升降之樞軸，所謂土也。

【點睛】

　　《子華子》云：水陽也而其伏為陰，風陰也，而其發為陽，上赤下黑，左青右白，黃潛於中宮，而五運流轉，故有輪樞之象焉。上、下、左、右，是為輪之象；中宮，是為樞之象。陰陽之氣圍繞中氣升降回周，故中氣被喻為樞軸，樞軸之意即一氣旋轉之「動力」。

　　中氣升，即陽出陰入，中氣降，即陰出陽入，陽自中而出，陰自中而降，所以中氣亦謂之陰陽之門。

　　以上闡釋中氣是一氣運動的「樞軸」。

　　中氣者，所謂土也，此句定義中氣之五行屬性，由此展開五行變化之論述。

【原文】

　　樞軸運動，清氣左旋，升而化火，濁氣右轉，降而化水。化火則熱，化水則寒。方其半升，未成火也，名之曰木。木之氣溫，升而不已，積溫成熱，而化火矣。方其半降，未成水也，名之曰金。金之氣涼，降而不已，積涼成

寒,而化水矣。

【點睛】

此段闡釋「分」,中氣浮沉,是生四象,升者木火,降者金水,而成寒溫涼熱。中氣,分之始。

此段黃元御直指「中氣運轉陰陽、四象」的核心思想,道之隱義終現光明。

【原文】

水、火、金、木,是名四象。四象即陰陽之升降,陰陽即中氣之浮沉。

【點睛】

關尹子「流者,舟也。所以流之者是水,非舟」,推之,周流者,水、火、金、木四氣,所以流之者為中氣。換句話說,中氣行於東,是為木,中氣行於南,是為火,中氣行於西,是為金,中氣行於北,是為水,名有四名,而氣實為一氣耳。

此句闡釋「合」。

【原文】

分而名之,則曰四象,合而言之,不過陰陽。分而言之,則曰陰陽,合而言之,不過中氣所變化耳。

【點睛】

與上句同,此句亦闡釋「合」,四象合而歸中氣(歸一),故中氣,合之終。

要之:中氣既為四氣之始點,又為四氣之終點。

中氣為母，四象為子。

《道德經》云：「希言自然，有物混成，先天地生。寂兮寥兮，獨立而不改，周行而不殆，可以為天下母。」

「有物混成」，即指中氣，中氣「周行而不殆」，是生四象。所以中氣和四象的關係，是母子關係。

「周行」，周流而行，軌跡為圓。中氣居於中央，所以，中氣與四象方位關係是中央與四方的關係。

傳統五行圖的土的方位，不是在中央，而是在圓周上，土和四氣是圓周上的並列關係。

土和四氣的關係不同，對五行之「土」的性質認識差異，決定了中醫的醫理系統的認知差異。

五行圖對比：

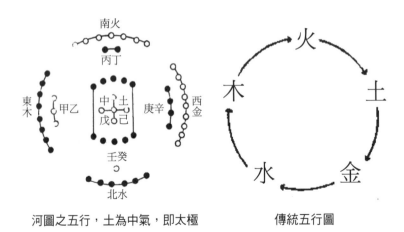

河圖之五行，土為中氣，即太極　　　　傳統五行圖

兩圖的區別在於，河圖為「土」安排了一個特殊的位置，真正體現了五行之氣的本質關係，而傳統五行圖的作用僅僅是表示了五行相生、相剋的關係，這樣認識傳統五

行圖當更為貼切。

為什麼土居中央，周行而生四象？黃元御的五行思想，實源於河圖，詳論可見於黃元御《素靈微蘊》胎化解篇章。

河圖之五行，木、火、金、水一圈代表「天圓」，而地平線就是木－土－金水平連接而成的那根線，亦即卯酉線，代表了「地方」。東方木，代表了陽於卯時從地下升起；西方金，代表了陽於酉時從地上降入，故卯酉線，是陽升陽降於地平的分界線。河圖之象，正是「天圓如張蓋，地方如棋局」。

天動地靜，化生五行之氣，黃元御在其《素問懸解‧六節臟象論》中這樣註解：天圓在外，動而不息，地方居中，靜而不遷。日月旋運，循環不息。

又云：蓋地居天中，天象渾圓，圍包地外，半在地上，半在地下。周回三百六十五度四分度之一，子午為經，卯酉為緯，朝則東昇，暮則西降。日一小周，歲一大周，遍歷十二辰次，週而復始。

概括之：地居天中，天象渾圓，周回升降，以成子午卯酉，四象是也。

地，實際上也是「動」的，只是因為以地平線為參考平面觀察天象，故相對而言，是「靜」的。現代天文學證明，陽之東升西降，是地球自轉觀測太陽周日視運動的結果。

河圖之五行，土為中軸，土以氣而不以質，猶如天軸也。河圖源於古代天文觀測，如圖所示：

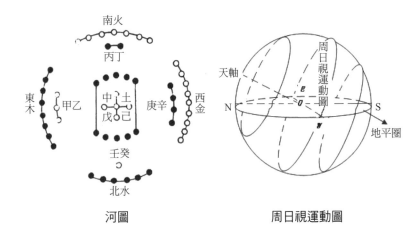

河圖　　　　　　　周日視運動圖

所以，河圖也好，五行也好，均源於古代天文，是地球自轉運動及其繞太陽公轉運動而導致的氣之陰陽變化，是自然科學的結晶。

【原文】

四象輪旋，一年而周。陽升於歲半之前，陰降於歲半之後。陽之半升則為春，全升則為夏；陰之半降則為秋，全降則為冬。春生夏長，木火之氣也，故春溫而夏熱；秋收冬藏，金水之氣也，故秋涼而冬寒。

【點睛】

一氣一年而周，以陰陽分，歲半之前，名為陽年；歲半之後，名為陰年。以四季分，又可分為春、夏、秋、冬。

文王後天八卦中，坎、離、震、兌四卦，表示四季；巽、坤、艮、乾表示南北迴歸線。

　　《周髀算經》記載：坎卦位為冬至、離卦位為夏至。按震卦位、兌卦位推之，震卦位為春分、兌卦位為秋分。文王後天八卦表示了二分、二至含義，本質上就是二十四節氣的濃縮圖。分者半也，至者極也，春分、秋分，陰陽氣數各半，夏至為陽極，冬至為陰極。

　　《周髀算經》記載：日出巽而入坤；日出艮而入乾。故八卦中連接巽、坤之平行線的，即北迴歸線；連接艮、乾之平行線的，即南迴歸線。表示了陽氣南北運行軌道的界限。

　　作為天文蓋天派理論總結的《周髀算經》，揭示了文王八卦圖是源於天文的觀測、濃縮了太陽（陽氣）周年視運動的一張圖。

　　比較河圖和文王後天八卦圖的含義，應該說河圖是從五行的角度描述了一氣周流的狀況，而文王八卦圖是從二分、二至，亦即節氣的角度描述了一氣周流的狀況。

　　文王八卦圖（即四季節氣圖）、地球公轉和季節變化圖如下：

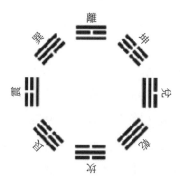

文王八卦圖（亦即四季節氣圖）

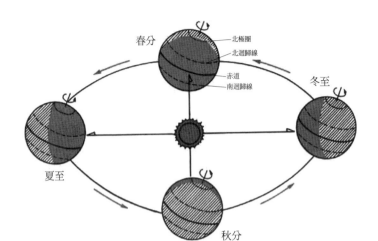

地球公轉和季節變化圖

【原文】

土無專位，寄旺於四季之月，各十八日，而其司令之時，則在六月之間。

【點睛】

土者，太極，一氣周流，從中終始，東南西北，以成春夏秋冬，土居不戊不己之際、非金非木之間，故無專位。

寄旺於四季之月，各十八日之意，亦即土居四維，旺在四季之末。具體如下：孟春正月仲春二月木旺，季春三月木旺十二日、辰土旺十八日；孟夏四月仲夏五月火旺，季夏六月火旺十二日、未土旺十八日；孟秋七月仲秋八月金旺，季秋九月金旺十二日、戌土旺十八日；孟冬十月仲冬十一月水旺，季冬十二月水旺十二日、丑土旺十八日。

土旺於季春（東南）、季夏（西南）、季秋（西北）、季冬（東北）之末。

土氣主令之時：六月為季夏，六月濕盛，而六氣之濕實為土氣所化，故土氣主令於六月。

【原文】

土合四象，是謂五行也。

【點睛】

五行，行者，順天行氣也，故五行是從流通的角度刻畫一氣之流行。

❖ 五行生剋

【原文】

五行之理，有生有剋。木生火，火生土，土生金，金生水，水生木；木剋土，土剋水，水剋火，火剋金，金剋木。

【點睛】

五行，就是一氣運行的五種氣化狀態，代表著生、長、化、收、藏不同的陰陽功能，陰陽之間形成相生相剋的關係。

功能不同，而以一氣聯結為一體，這就是中醫的整體觀，拋開氣這根紐帶，任何科學不能解釋功能之間是依靠什麼力量聯結為一個整體的。所以，氣看似無形，實則存在、玄妙。

相生、相剋，本質上乃氣化基本原理。

此段闡釋五行生剋。

【原文】

其相生相剋，皆以氣而不以質也，成質則不能生剋矣。

【點睛】

五行生剋，皆為氣化。如下句：春之溫生夏之熱，夏之熱生秋之涼，秋之涼生冬之寒，冬之寒生春之溫。溫、熱、涼、寒，為氣之性，非物質也。

【原文】

蓋天地之位，北寒、南熱、東溫、西涼。陽升於東，則溫氣成春，升於南，則熱氣成夏；陰降於西，則涼氣成秋，降於北，則寒氣成冬。春之溫生夏之熱，夏之熱生秋之涼，秋之涼生冬之寒，冬之寒生春之溫。

【點睛】

古天文家面南而立於地，以測日影，左東、右西、上南、下北，以定四位。

東方、春季與溫氣，南方、夏季與熱氣，西方、秋季與涼氣，北方、冬季與寒氣，氣機的時間、方位與氣之性質是一一對應的，互古不變。東南西北中是五行變化的方位坐標。

要之：以流通言，木火金水土刻畫一氣之流行；以時間言，春夏秋冬刻畫一氣之流行；以方位言，東南西北刻畫一氣之流行。故木火金水土、春夏秋冬、東南西北，皆

為描述一氣流行之象，只是角度不同而已。

【原文】

土為四象之母，實生四象，曰火生土者，以其寄宮在六月火令之後，六月濕盛，濕為土氣也。其實水火交蒸，乃生濕氣。六月之時，火在土上，水在土下，寒熱相逼，是以濕動。濕者，水火之中氣。土寄位於西南，南熱而西涼，故曰火生土，土生金也。

【點睛】

土為四象之母，當然土也為火之母，為何又說火生土呢？那是因為六氣月火令之後，濕氣而土之主氣乃為濕氣，故火生土。

溫、熱、暑、濕、涼、寒皆為土氣所化，暑生濕，濕生涼。而五行之中，暑為火、濕為土、涼為金。故曰火生土，土生金。

【原文】

相剋者，制其太過也。木性發散，斂之以金氣，則木不過散；火性升炎，伏之以水氣，則火不過炎；土性濡濕，疏之以木氣，則土不過濕；金性收斂，溫之以火氣，則金不過收；水性降潤，滲之以土氣，則水不過潤。皆氣化自然之妙也。

【點睛】

五行相剋，相剋不是消滅，而是制伏其過，是「制衡、平衡」的意思。氣機平衡則：水升則火降，火降則金

肅，金肅則木榮，木榮則土燥，土燥則水升。(黃元御
《素靈微蘊》)

五行既相生又相剋，五行之氣生、剋平衡，不偏不
倚，乃各司其職，五行周流才得以順行。五行生剋，運用
於人身而言，即人身之生理。

相生的軌跡不一定是圓，可能是一條直線，要成為一
個「圓」，必須要有制衡的力量。相生為陽，相剋為陰；
相生為順，相剋為逆，陰陽、順逆平衡，方成一「圓」。
「圓」，即無極、太極、一氣。

不正常的相剋現象，謂之相乘、相侮。相乘，即相剋
太過，乘虛而侵之義，病氣從相剋方面傳來，侵犯被剋藏
府。相侮：又稱反侮，是反剋為害，病氣從被剋藏府傳
來。

相乘：金乘木、木乘土、土乘水、水乘火、火乘金

相侮：木侮金、土侮木、水侮土、火侮水、金侮火

舉例：水寒土濕，水侮土；土濕木鬱，土侮木；木鬱
剋木，木乘土；木風金燥，木侮金等。

❖藏府生成

【原文】

人與天地相參也。

【點睛】

天地萬物，形不同，而本性相同，氣為萬物之共性，
謂物物有一太極，子華子曰：惟道無定形，虛凝為一氣，
散佈為萬物，宇宙也者，所以載道而傳焉者也。

故萬物合一，天人合一，是在「氣」的這個共性層面上。

此句闡釋天人合一氣。

【原文】

陰陽肇基，爰有祖氣，祖氣者，人身之太極也。

【點睛】

此句闡釋人之祖氣的由來。

陰陽肇基，即陰陽為氣之始。

爰有祖氣——《周易參同契》云：乾坤者，易之門戶，眾卦之父母。先天之陽是為乾，先天之陰是為坤，乾坤相索交媾，是生三陰三陽之祖氣。坤體而得乾爻則成男，是為長男（震）、中男（坎）、少男（艮）；乾體而得坤爻則成女，是為長女（巽）、中女（離）、少女（兌）。

坎為三陽之中正之氣，離為三陰之中正之氣，人秉坎離之氣，是以坎離為人身之祖氣也。祖氣者，又為人身之太極。

就人身而言，腎是坎，心為離。坎中之陽，是為先天之陽；離中之陰，是為先天之陰。故先天之陽藏於腎中，先天之陰藏於心中。

祖氣乃先天陰陽交媾所生，先天八卦橫圖和先天八卦圓圖即可表示祖氣生化的含義。圖中有數，奇數為陽、偶數為陰；橫圖、圓圖卦之排列是按照陰陽之數的對待進行的，即一與八對、二與七對、三與六對、四與五對，所以然者，是因為先天為一陰一陽之對待也，故數以奇、偶相

對,充分展示了古聖的智慧。

如圖先天八卦橫圖、圓圖所示:

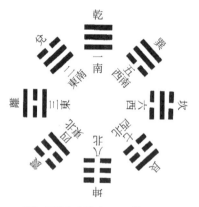

祖氣橫圖（即先天八卦橫圖）

祖氣圓圖（即先天八卦圓圖）

【原文】

祖氣初凝,美惡攸分,清濁純雜,是不一致,厚薄完缺,亦非同倫。後日之靈蠢壽夭,貴賤貧富,悉於此判,所謂命秉於生初也。

【點睛】

一個人的命運、性命實與先天有關。

【原文】

祖氣之內，含抱陰陽，陰陽之間，是謂中氣。中者，土也。土分戊己，中氣左旋，則為己土；中氣右轉，則為戊土。

【點睛】

先天之祖氣（一氣），即中氣，亦即五行之土氣。

祖氣之內，含抱陰陽，陰陽之間，是謂中氣。陰陽合中氣，是為三，三生萬物。

中氣左旋，是生己土；中氣右轉，是生戊土。先天之氣，生於中，而藏於坎離。

此句闡釋戊己之土。

【原文】

戊土為胃，己土為脾。己土上行，陰升而化陽，陽升於左，則為肝，升於上，則為心；戊土下行，陽降而化陰，陰降於右，則為肺，降於下，則為腎。肝屬木而心屬火，肺屬金而腎屬水。是人之五行也。

【點睛】

戊己升降，化生四象。在人，中氣即為脾胃，脾胃之陰陽升降，化生肝、心、肺、腎四藏。

脾合肝、心、肺、腎，是為人之五行，五藏即人之五行之氣也。有形之五藏依靠無形之氣聯繫為一氣這個整體，分則為五氣，合則為中氣，如環無端。

此段闡釋人之五藏之原。

【原文】

五行之中，各有陰陽，陰生五藏，陽生六府。腎為癸水，膀胱為壬水，心為丁火，小腸為丙火，肝為乙木，膽為甲木，肺為辛金，大腸為庚金。五行各一，而火分君相。藏有心主相火之陰，府有三焦相火之陽也。

【點睛】

五行納甲，而相火有二，故有十二氣。此十二氣與十二藏府配對，定義了十二藏府之氣的屬性。

❖氣血原本

【原文】

肝藏血，肺藏氣，而氣原於胃，血本於脾。

【點睛】

血，坤也，根於心，本於脾，藏於肝。

氣，乾也，根於腎，原於胃，藏於肺。

【原文】

蓋脾土左旋，生發之令暢，故溫暖而生乙木；胃土右轉，收斂之政行，故清涼而化辛金。

【點睛】

脾之陰中之陽左升，癸水（即坤也）溫暖而生木；胃之陽中之陰右降，心火（即乾也）清涼而化金。

【原文】

午半陰生，陰生則降，三陰右降，則為肺金。肺金即

心火之清降者也，故肺氣清涼而性收斂。子半陽生，陽生則升，三陽左升，則為肝木。肝木即腎水之溫升者也，故肝血溫暖而性生發。

【點睛】

子、丑、寅、卯、辰、巳、午、未、申、酉、戌、亥，是為十二地支。

午半陰生，午時一陰生，為姤卦；未時二陰生，為遯卦；申時三陰生，為否卦，是以午、未、申三時之三陰右降，酉時肺金生也，此時陽入於西方也。午半，五行為心火。

子半陽生，子時一陽生，為復卦；丑時二陽生，為臨卦；寅時三陽生，為泰卦，是以子、丑、寅三時之三陽左升，卯時肝木生也，此時陽出於東方也。子半，五行為腎水。

如圖所示：

故此段三陰三陽之意，是指十二消息卦中的陰爻、陽爻，而非與六氣配對的三陰三陽。

要之：子為水、午為火、卯為木、酉為金。此為五行納地支，是從十二支角度刻畫氣之升降。

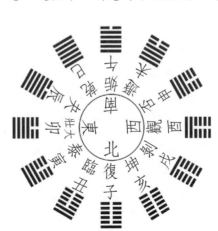

三陰右降，則

為肺金，金者，陰魄也。肺氣含金，金性清涼，故肺氣性收斂。

三陽左升，則為肝木，木者，陽魂也。肝血含木，木性溫暖，故肝血性生發。

推之：木、火，氣之伸；金、水，氣之屈。

【原文】

腎水溫升而化木者，緣己土之左旋也，是以脾為生血之本；心火清降而化金者，緣戊土之右轉也，是以胃為化氣之原。

【點睛】

己土之左旋，坎陽化木，木性生發，故腎精溫升而化肝血。戊土之右轉，離陰化金，金性收斂，故心神清降而化肺氣。黃元御云：精、血、神、氣，實為一物也，而其生生化化，實因於五行之推遷也。

闡釋氣血生化之機理。

【原文】

氣統於肺，凡藏府經絡之氣，皆肺氣之所宣佈也，其在藏府則曰氣，而在經絡則為衛。血統於肝，凡藏府經絡之血，皆肝血之所流注也，其在藏府則曰血，而在經絡則為營。營衛者，經絡之氣血也。

【點睛】

氣之宣佈的功能，皆統於肺；血之流注的功能，皆統於肝。

氣和衛，陽也，氣在藏府謂之氣，氣在經絡謂之衛；
血和營，陰也，血在藏府謂之血，血在經絡謂之營。

營衛者，經絡之氣血，是為黃元御精妙之解。

❖精神化生

【原文】

肝血溫升，升而不已，溫化為熱，則生心火；肺氣清
降，降而不已，清化為寒，則生腎水。水之寒者，五藏之
悉凝也。陰極則陽生，故純陰之中，又含陽氣。火之熱
者，六府之盡發也。陽極則陰生，故純陽之中，又胎陰
氣。陰中有陽，則水溫而精盈；陽中有陰，則氣清而神
旺。

【點睛】

關於陰陽互生、互根之機理：

陰中含陽，陽中含陰，陰陽隨時間（時間亦即道家所
說的火候）而主賓有變：一主一賓，主則當令，賓則退
隱。將來者進，功成者退，自然之理。

陰極非無陽，純陰之中，實抱陽氣，陰極則陽生，陽
生是指陽氣開始進而伸、陰氣退而屈。

陽極非無陰，純陽之中，實含陰氣，陽極則陰生，陰
生是指陰氣開始進而伸、陽氣退而屈。

《周髀算經》云：冬至從坎，陽在子；夏至從離，陰
在午。其意：冬至為子，位坎，寒極，寒極而陽生，故曰
陽在子；夏至為午，居離，暑極，暑極而陰生，故曰陰在
午。故陽極而陰生，陰極而陽生，實昭示於天道也。

【原文】

神發於心，方其在肝，神未旺也，而已現其陽魂；精藏於腎，方其在肺，精未盈也，而先結其陰魄。

《素問》：隨神往來者，謂之魂，並精出入者，謂之魄。蓋陽氣方升，未能化神，先化其魂，陽氣全升，則魂變而為神。魂者，神之初氣，故隨神而往來。陰氣方降，未能生精，先生其魄，陰氣全降，則魄變而為精。魄者，精之始基，故並精而出入也。

【點睛】

魂、神、魄、精四象之推遷。

❖ 形體結聚

【原文】

肝主筋，其榮爪；心主脈，其榮色；脾主肉，其榮唇；肺主皮，其榮毛；腎主骨，其榮髮。凡人之身，骨以立其體幹，筋以束其關節，脈以通其營衛，肉以培其部分，皮以固其肌膚。

皮毛者，肺金之所生也，肺氣盛則皮毛緻密而潤澤。肌肉者，脾土之所生也，脾氣盛則肌肉豐滿而充實。脈絡者，心火之所生也，心氣盛則脈絡疏通而條達。筋膜者，肝木之所生也，肝氣盛則筋膜滋榮而和暢。髓骨者，腎水之所生也，腎氣盛則髓骨堅凝而輕利。五氣皆備，形成而體具矣。

【點睛】

五氣生形體。氣為初氣，形為終氣，初氣為生，終氣
為成。

❖五官開竅

【原文】

肝竅於目，心竅於舌，脾竅於口，肺竅於鼻，腎竅於
耳。五藏之精氣，開竅於頭上，是謂五官。

手之三陽，自手走頭，足之三陽，自頭走足。頭為手
足六陽之所聚會。五藏陰也，陰極生陽，陽性清虛而親
上，清虛之極，神明出焉。五神發露，上開七竅，聲色臭
味，於此攸辨。

官竅者，神氣之門戶也。清陽上升，則七竅空靈；濁
陰上逆，則五官窒塞。清升濁降，一定之位。人之少壯，
清升而濁降，故上虛而下實；人之衰老，清陷而濁逆，故
下虛而上實。七竅之空靈者，以其上虛；五官之窒塞者，
以其上實。其實者，以其虛也，其虛者，以其實也。

【點睛】

五官，五藏之精氣所化。

清升濁降則上下之竅開；清陷濁逆，上下之竅塞。

其實者，以其虛也——上實者，因下之虛也。

其虛者，以其實也——上虛者，因下之實也。

❖五氣分主

【原文】

肝屬木，其色青，其臭臊，其味酸，其聲呼，其液

泣。心屬火，其臭焦，其味苦，其聲笑，其液汗，其色赤。脾屬土，其味甘，其聲歌，其液涎，其色黃，其臭香。肺屬金，其聲哭，其液涕，其色白，其臭腥，其味辛。腎屬水，其液唾，其色黑，其臭腐，其味鹹，其聲呻。

　　蓋肝主五色，五藏之色，皆肝氣之所入也。入心為赤，入脾為黃，入肺為白，入腎為黑。心主五臭，五藏之臭，皆心氣之所入也。入脾為香，入肺為腥，入腎為腐，入肝為臊。脾主五味，五藏之味，皆脾氣之所入也。入肺為辛，入腎為鹹，入肝為酸，入心為苦。肺主五聲，五藏之聲，皆肺氣之所入也。入腎為呻，入肝為呼，入心為言，入脾為歌。腎主五液，五藏之液，皆腎氣之所入也。入肝為淚，入心為汗，入脾為涎入肺為涕。

【點睛】

色之性為木、臭之性為火、味之性為土、聲之性為金、液之性為水。

木性榮茂，故華發為五色，主色；

火性飛揚，故通達人鼻為五臭，主臭；

土性柔和，故滋蘊為五味，主味；

金性堅硬，故實而擊之為五聲，主聲；

水性潛隱，故蘊積為五液（精），主液。

❖ 五味根原

【原文】

木曰曲直，曲直作酸。火曰炎上，炎上作苦。金曰從

革，從革作辛。水曰潤下，潤下作鹹。土爰稼穡，稼穡作甘。火性炎上，上炎則作苦。水性潤下，下潤則作鹹。木性升發，直則升而曲則不升，鬱而不升，是以作酸。金性降斂，從則降，而革則不降，滯而不降，是以作辛。使坎離交姤，龍虎迴環，則火下炎而不苦，水上潤而不鹹，木直升而不酸，金從降而不辛。

【點睛】

木性升達，故曲下則酸；金性清降，故滯上則辛。

火性炎上而實清降，故炎上則苦；水性潤下而實升達，故潤下則鹹。

是以，辛則補木，酸則瀉木；鹹則補心，苦則瀉心；酸則補金，辛則瀉金；苦則補水，鹹則瀉水。

坎離交姤，亦即水火交濟；龍虎迴環，亦即金木升降。

土爰稼穡，是指土有種植、收穫農作物的作用，作物五味調和，寓意為甘。

此段闡釋五味之由來。

【原文】

金木者，水火所由以升降也。木直則腎水隨木而左升，金從則心火隨金而右降。木曲而不直，故腎水下潤；金革而不從，故心火上炎。而交濟水火，升降金木之權，總在於土。土者，水火金木之中氣，左旋則化木火，右轉則化金水，實四象之父母也。不苦、不鹹、不酸、不辛，是以味甘。己土不升，則水木下陷，而作酸鹹；戊土不

降,則火金上逆,而作苦辛。緣土主五味、四象之酸苦辛鹹,皆土氣之中鬱也。

四象之內各含土氣,土鬱則傳於四藏,而作諸味。調和五藏之原,職在中宮也。

【點睛】

不苦、不鹹、不酸、不辛,四象和則味甘。

此段闡釋土主五味之機理。

❖五情緣起

【原文】

肝之氣風,其志為怒。心之氣熱,其志為喜。肺之氣燥,其志為悲。腎之氣寒,其志為恐。脾之氣濕,其志為思。蓋陽升而化火則熱,陰降而化水則寒。離火上熱,洩而不藏,斂之以燥金,則火交於坎府;坎水下寒,藏而不洩,動之以風木,則水交於離宮。木生而火長,金收而水藏。當其半生,未能茂長,則鬱勃而為怒。既長而神氣暢達,是以喜也。當其半收,將至閉藏,則牢落而為悲。既藏而志意幽淪,是以恐也。

物情樂升而惡降,升為得位,降為失位,得位則喜,未得則怒,失位則恐,將失則悲,自然之性如此,其實總土氣之回周而變化也。

己土東升,則木火生長;戊土西降,則金水收藏。生長則為喜怒,收藏則為悲恐。若輪樞莫運,升降失職,喜怒不生,悲恐弗作,則土氣凝滯,而生憂思。

心之志喜,故其聲笑,笑者,氣之升達而醋適也。腎

之志恐，故其聲呻，呻者，氣之沉陷而幽鬱也。肝之志
怒，故其聲呼，呼者，氣方升而未達也。肺之志悲，故其
聲哭，哭者氣方沉而將陷也。脾之志憂，故其聲歌，歌者
中氣結鬱，故長歌以洩懷也。

【點睛】

此段闡述五行主五情。

❖ 精華滋生

【原文】

陰生於上，胃以純陽而含陰氣，有陰則降，濁陰下
降，是以清虛而善容納。陽生於下，脾以純陰而含陽氣，
有陽則升，清陽上升，是以溫暖而善消磨。水穀入胃，脾
陽磨化，渣滓下傳，而為糞溺，精華上奉，而變氣血。

【點睛】

胃陰降，則渣滓下傳腸道；脾陽升，則精華上奉肺
金。渣滓，是為糞溺；精華，是為氣血。

此段闡釋渣滓、精華產生之機理。

【原文】

氣統於肺，血藏於肝。肝血溫升，則化陽神；肺氣清
降，則產陰精。五藏皆有精，悉受之於腎；五藏皆有神，
悉受之於心；五藏皆有血，悉受之於肝；五藏皆有氣，悉
受之於肺。總由土氣之所化生也。

【點睛】

血、神、氣、精，迴環而化。

【原文】

土爰稼穡，稼穡作甘，穀味之甘者，秉土氣也。五穀香甘，以養脾胃，土氣充盈，分輸四子。己土左旋，穀氣歸於心肺；戊土右轉，穀精歸於腎肝。脾胃者，倉廩之官，水穀之海，人有胃氣則生，絕胃氣則死。胃氣即水穀所化，食為民天，所關非細也。

【點睛】

穀入於胃，消磨於脾，穀氣歸於心肺，穀精歸於腎肝。

此段闡釋穀氣、穀精生化之機理。

❖ 糟粕傳導

【原文】

水穀入胃，消於脾陽，水之消化，較難於穀。緣脾土磨化，全賴於火，火為土母，火旺土燥，力能剋水，脾陽蒸動，水穀精華，化為霧氣，游溢而上，歸於肺家，肺金清肅，霧氣降灑，化而為水，如釜水沸騰，氣蒸為霧也。

氣化之水，有精有粗。精者入於藏府而為津液，粗者入於膀胱而為溲溺。溲溺通利，胃無停水，糟粕後傳，是以便乾。

《靈樞・營衛生會》：上焦如霧，中焦如漚，下焦如瀆。氣水變化於中焦，漚者，氣水方化，而未盛也。及其已化，則氣騰而上，盛於胸膈，故如霧露。水流而下，盛於膀胱，故如川瀆。川瀆之決，由於三焦。《素問・靈蘭秘典》：三焦者，決瀆之官，水道出焉。

【點睛】

水之入：胃

水之升：脾

水之降：肺

水之藏：膀胱

水之出：三焦

三焦者，相火也。相火秘於腎水之中，相火實則生肝木，肝木暢達，是以疏洩，則水道出也。

水之如霧、如漚、如瀆，描述了水的上、中、下正常氣化的變化形態。

此段闡釋水的氣化、傳導之機理。

【原文】

蓋三焦之火秘，則上溫脾胃而水道通；三焦之火瀉，則下陷膀胱而水竅閉。

《靈樞・本輸》：三焦者，足太陽少陰之所將，太陽之別也。上踝五寸，別入貫腨腸，出於委陽，並太陽之正，入絡膀胱，約下焦，實則閉癃，虛則遺溺。以水性蟄藏，太陽寒水蟄藏，三焦之火秘於腎藏，則內溫而外清。水府清通，上竅常開，是以氣化之水滲於膀胱，而小便利。若太陽寒水不能蟄藏，三焦之火瀉於膀胱，膀胱熱癃，水竅不開，脾胃寒鬱，但能消穀，不能消水，水不化氣上騰，爰與穀滓併入二腸，而為洩利。洩利之家，水入二腸而不入膀胱，是以小便不利。所謂實則閉癃者，三焦之火洩於膀胱也。

【點睛】

詳解三焦相火之秘與洩、實與虛四種情況下，膀胱功能的變化關係。

❖ 經脈起止

【原文】

膽、胃、大腸、小腸、三焦、膀胱是謂六府。肝、心、脾、肺、腎、心包是謂六藏。六藏六府，是生十二經。經有手足不同，陽明大腸、太陽小腸、少陽三焦，是謂手之三陽。陽明胃、太陽膀胱、少陽膽，是謂足之三陽經。太陰脾、少陰腎、厥陰肝，是謂足之三陰。太陰肺、少陰心、厥陰心主，是謂手之三陰經。

手之三陽，自手走頭。手陽明，自次指，出合谷，循臂上廉，上頸，入下齒，左之右，右之左，上挾鼻孔。手太陽，自小指，從手外側，循臂下廉，上頸，至目內眥。手少陽，自名指循手表，出臂外，上頸，至目銳眥。三經皆自臂外而走頭，陽明在前，太陽在後，少陽在中。

足之三陽，自頭走足。足陽明行身之前，自鼻之交頞，循喉嚨，入缺盆，下乳，挾臍，循脛外，入大指次指。足太陽行身之後，自目內眥，上額，交巔，下項，挾脊，抵腰，貫臀，入膕中，出外踝，至小指。足少陽行身之側，自目銳眥，從耳後下頸，入缺盆，下胸，循脅，從膝外廉出外踝，入名指（足無名趾）。三經皆自腿外而走足，陽明在前，太陽在後，少陽在中。

足之三陰，自足走胸。足太陰行身之前，自大指，上

內踝，入腹，上膈。足少陰行身之後，自小指，循內踝，貫脊，上膈，注胸中。足厥陰行身之側，自大指，上內踝，抵小腹，貫膈，布脅肋。三經皆自腿裏而走胸，太陰在前，少陰在後，厥陰在中。

手之三陰，自胸走手。手太陰，自胸，出腋下，循臑內前廉，入寸口，至大指。手少陰，自胸，出腋下，循臑內後廉，抵掌後，至小指。手厥陰，自胸，出腋下，循臑內，入掌中，至中指。三經皆自臂裏而走手，太陰在前，少陰在後，厥陰在中。

手三陽之走頭，足三陽之走足，皆屬其本府而絡其所相表裏之藏。足三陰之走胸，手三陰之走手，皆屬其本藏而絡其所相表裏之府。手陽明與手太陰為表裏，足陽明與足太陰為表裏，手太陽與手少陰為表裏，足太陽與足少陰為表裏，手少陽與手厥陰為表裏，足少陽與足厥陰為表裏。六陽六陰，分行於左右手足，是謂二十四經也。

【點睛】

手太陰肺經　聯繫臟腑：起於中焦，屬肺，絡大腸。經過器官　肺系（氣管）、喉嚨。

手陽明大腸經　聯繫臟腑：屬大腸，絡肺。經過器官　口、下齒、鼻。

足陽明胃經　聯繫臟腑：屬胃，絡脾，合於大腸、小腸。經過器官：口、上齒、鼻、眼、乳房。

足太陰脾經　聯繫臟腑：屬脾，絡胃，聯繫心臟。經過器官：舌、咽（食道）。

手少陰心經　聯繫臟腑：屬心，絡小腸，經過肺臟。

經過器官：心系、咽（食道）、目系。

手太陽小腸經 聯繫臟腑：屬小腸，絡心，聯絡胃。
經過器官：咽（食道）、眼、耳、鼻。

足太陽膀胱經 聯繫臟腑：屬膀胱，絡腎，聯絡腦及
體腔內其他臟腑。經過器官：眼、鼻。

足少陰腎經 聯繫臟腑：屬腎，絡膀胱，聯絡肝、
肺、心、脊髓。經過器官：舌、喉嚨。

手厥陰心包經 聯繫臟腑：屬心包，絡三焦。

手少陽三焦經 聯繫臟腑：屬三焦，絡心包。經過器
官：眼、耳。

足少陽膽經 聯繫臟腑：屬膽，絡肝。經過器官：
眼、耳。

足厥陰肝經 聯繫臟腑：屬肝，絡膽，聯繫胃、肺。
經過器官：生殖器，喉嚨，目系，頰里，唇內，乳。

❖奇經部次

【原文】

奇經八脈，督、任、衝、帶、陽蹻、陰蹻、陽維、陰
維。督脈行於身後，起於下極之腧，併入脊里，上至風
府，入屬於腦，諸陽之綱也。任脈行於身前，起於中極之
下，循腹里，上關元，入目，絡舌，諸陰之領也。衝脈起
於氣衝，並足少陰，挾臍上行，至胸中而散，諸經之海
也。帶脈起於季脅，回身一周，環腰如帶，諸經之約也。
陽蹻起於跟中，循外踝上行，入於風池，主左右之陽也。
陰蹻起於跟中，循內踝上行，交貫衝脈，主左右之陰也。

陽維起於諸陽會，維絡於身，主一身之表也。陰維起於諸陰交，維絡於身，主一身之裏也。陽蹻、陽維者足太陽之別，陰蹻、陰維者，足少陰之別。

【點睛】

督脈 聯繫臟器：胞、口唇、眼、腎、鼻、腦、脊髓。

任脈 聯繫臟器：胞、口唇、眼。

衝脈 聯繫臟器：胞、口唇、眼、腎。

帶脈 聯繫臟器：腎、生殖器官。

陽蹻脈 聯繫臟器：腦、眼、口。

陰蹻脈 聯繫臟器：腦、眼、生殖器。

陽維脈 脈氣來自它與各陽經的交會處，維絡諸陽經。

陰維脈 脈氣來自它與各陰經的交會處，維絡諸陰經。

【原文】

凡此八脈者，經脈之絡也。經脈隆盛，入於絡脈，絡脈滿溢，不拘於經，內溉藏府，外濡腠理，別道自行，謂之奇經也。

【點睛】

以上歸納了經絡所聯繫的器官，經絡所過，主治所及。

藏府為根，氣之始也；經絡為枝，氣之道也；形體、五官等為末，氣之終也。

經脈為陰陽之道：氣血，由藏府、經脈、絡脈、皮毛（經筋）由內而外行於周身，再由皮毛（經筋）、絡脈、經脈、藏府往回周流，如環無端，不斷循環。

❖營氣運行

【原文】

水穀入胃，化生氣血。氣之剽悍者，行於脈外，命之曰衛；血之精專者，行於脈中，命之曰營。

營衛運行，一日一夜，周身五十度。人一呼，脈再動，一吸，脈再動，呼吸定息，脈五動，閏以太息，脈六動。一息六動，人之常也。一動脈行一寸，六動脈行六寸。

《靈樞・脈度》：手之六陽，從手至頭，長五尺，五六三丈。手之六陰，從手至胸，長三尺五寸，三六一丈八尺，五六三尺，合二丈一尺。足之六陽，從足至頭，長八尺，六八四丈八尺。足之六陰，從足至胸，長六尺五寸，六六三丈六尺，五六三尺，合三丈九尺。蹻脈從足至目，長七尺五寸，二七一丈四尺，二五一尺，合一丈五尺。督脈、任脈，長四尺五寸，二四八尺，二五一尺，合九尺。凡都合一十六丈二尺。平人一日一夜一萬三千五百息，一息脈行六寸，十息脈行六尺，一日百刻，一刻一百三十五息，人氣半周於身，脈行八丈一尺，兩刻二百七十息，人氣一周於身，脈行十六丈二尺，百刻一萬三千五百息，人氣五十周於身，脈行八百一十丈。

營氣之行也，常於平旦寅時，從手太陰之寸口始。自

手太陰注手陽明，足陽明注足太陰，手少陰注手太陽，足
太陽注足少陰，手厥陰注手少陽，足少陽注足厥陰，終於
兩蹻、督、任，是謂一周也。二十八脈，週而復始，陰陽
相貫，如環無端。五十周畢，明日寅時，又會於寸口，此
營氣之度也。

❖ 衛氣出入

【原文】

衛氣，晝行陽經二十五周，夜行陰藏二十五周。

衛氣之行也，常於平旦寅時，從足太陽之睛明始。睛
明在目之內眥（足太陽之穴也）。平旦陽氣出於目，目張
則氣上行於頭，循項，下足太陽，至小指之端。別入目內
眥，下手太陽，至小指之端。別入目銳眥，下足少陽，至
小指次指之端。上循手少陽之分側，下至名指（手無名
指）之端。別入耳前，下足陽明，至中指之端。別入耳
下，下手陽明，至次指之端。其至於足也，入足心，出內
踝，下入足少陰經。

陰蹻者，足少陰之別，屬於目內眥。自陰蹻而復合於
目，交於足太陽之睛明，是謂一周。如此者二十五周，日
入陽盡，而陰受氣矣，於是內入於陰藏。

其入於陰也，常從足少陰之經而注於腎，腎注於心，
心注於肺，肺注於肝，肝注於脾，脾復注於腎，是謂一
週。如此者二十五周，平旦陰盡而陽受氣矣，於是外出於
陽經。其出於陽也，常從腎至足少陰之經而復合於目。

衛氣入於陰則寐，出於陽則寤。一日百刻，周身五

十，此衛氣之度也。《難經》營衛相隨之義，言營行脈中，衛行脈外，相附而行，非謂其同行於一經也。

【點睛】

營行脈中，衛行脈外，相附而行。營行脈中，終始於寸口；衛行脈外，終始於足太陽晴明。

衛氣入於陰則寐，失眠，為陽氣在外不得內斂，陽氣外洩，是以陰中之陽虛，當降肺胃以斂陽氣。

營衛之病，或營衛鬱阻，或營入於脈外，或衛入於脈中。妙解營衛，唯此黃元御。

營者，陰；衛者，陽。營在內而外交於衛，衛在外而內交於營，兩者通過中氣黃婆而交濟。營司於木，衛司於金，金木既然無時不交，營衛則必無時不交。

營者，血中含抱陽魂，是以營性疏洩；衛者，氣中已含陰魄，是以衛性收斂。

卷二

內外感傷，百變不窮，溯委窮源，不過六氣。六氣了徹，百病莫逃，義至簡而法至精也。仲景既沒，此義遂晦，寒熱錯訛，燥濕乖謬，零素雪於寒泉，飄溫風於陽谷，以水益水而愈深，以火益火而彌熱。生靈天札，念之疚心，作六氣解。

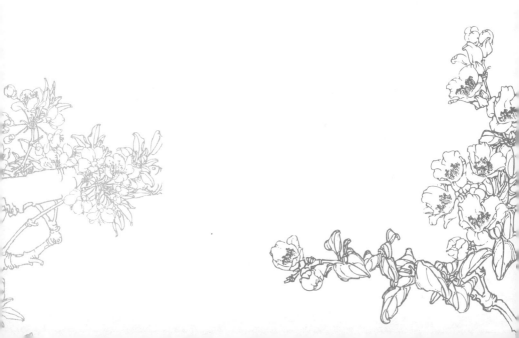

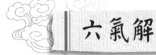

六氣解

❖六氣名目

【原文】

厥陰風木（足厥陰肝乙木　手厥陰心包相火）

少陰君火（手少陰心丁火　足少陰腎癸水）

少陽相火（手少陽三焦相火　足少陽膽甲木）

太陰濕土（足太陰脾己土　手太陰肺辛金）

陽明燥金（手陽明大腸庚金　足陽明胃戊土）

太陽寒水（足太陽膀胱壬水　手太陽小腸丙火）

【點睛】

此段指出氣有六種屬性——風木、君火、相火、濕土、燥金、寒水。

手足經雖有十二，而統於六氣。

五行以氣而不以質，而氣化之原理，前從無人能解，故醫者於實踐中難以下手。黃元御以天干為基，五行納甲，並與六氣、十二經完全整合為一體，建立了十二經以及藏府之氣化理論。

❖六氣從化

【原文】

天有六氣，地有五行。六氣者，風、熱、暑、濕、燥、寒。五行者，木、火、土、金、水。在天成象，在地

成形，六氣乃五行之魂，五行即六氣之魄。人為天地之中氣，秉天氣而生六府，秉地氣而生五藏。六氣五行，皆備於人身。內傷者，病於人氣之偏，外感者，因天地之氣偏，而人氣感之。

【點睛】

天有六氣，是分陰陽；地有五行，亦分陰陽。

天地之間，亦分陰陽，六氣為陽，五行為陰，陽生六腑，陰生五藏。

內傷，病於人氣之風、熱、暑、濕、燥、寒之偏；外感，外因於天地之風、熱、暑、濕、燥、寒之偏，內因實為人之本氣之偏。

【原文】

內外感傷，總此六氣。

【點睛】

十二經而賅十二藏府，然十二經又統於六氣，故任何疾病，不出於六氣範圍之內。這是百病賅於六氣的理論根原。

【原文】

其在天者，初之氣，厥陰風木也，在人則肝之經應之。二之氣，少陰君火也，在人則心之經應之。三之氣，少陽相火也，在人則三焦之經應之。四之氣，太陰濕土也，在人則脾之經應之。五之氣，陽明燥金也，在人則大腸之經應之。六之氣，太陽寒水也，在人則膀胱之經應

之。

【點睛】

闡釋六氣與主令六經的對應關係。

【原文】

天人同氣也，經有十二，六氣統焉。足厥陰以風木主令，手厥陰火也，從母化氣而為風。手少陽以相火主令，足少陽木也，從子化氣而為暑。手少陰以君火主令，足少陰水也，從妻化氣而為熱。足太陽以寒水主令，手太陽火也，從夫化氣而為寒。足太陰以濕土主令，手太陰金也，從母化氣而為濕。手陽明以燥金主令，足陽明土也，從子化氣而為燥。

【點睛】

從化：以誰為領導，跟從的意思。

主令六經、從化六經的分配：

厥陰風木之氣，以足厥陰肝乙木為主令，手厥陰心包相火跟從足厥陰風木之氣而化風。

少陰君火之氣，以手少陰心丁火為主令，足少陰腎癸水跟從手少陰丁火之氣而化熱。

少陽相火之氣，以手少陽三焦相火為主令，足少陽膽甲木跟從手少陽三焦相火之氣而化相火。

太陰濕土之氣，以足太陰脾己土為主令，手太陰肺辛金跟從足太陰脾己土之氣而化濕。

陽明燥金之氣，以手陽明大腸庚金為主令，足陽明胃戊土跟從手陽明大腸庚金之氣而化燥。

太陽寒水之氣，以足太陽膀胱壬水為主令，手太陽小腸丙火跟從足太陽膀胱壬水之氣而化寒。

【原文】

蓋癸水上升，而化丁火，故手少陰以君火司氣，而足少陰癸水在從化之例。丙火下降，而化壬水，故足太陽以寒水當權，而手太陽丙火在奉令之條。

木之化火也，木氣方盛，而火氣初萌，母強子弱，故手厥陰以相火而化氣於風木。火氣既旺，而木氣已虛，子壯母衰，故足少陽以甲木而化氣於相火。土之化金也，土氣方盛，而金氣初萌，母強子弱，故手太陰以辛金而化氣於濕土。金氣方旺，而土氣已虛，子壯母衰，故足陽明以戊土而化氣於燥金。

母氣用事，子弱未能司權，則子從母化；子氣用事，母虛不能當令，則母從子化。所謂將來者進，成功者退，自然之理也。

【點睛】

闡釋十二經主令、從化之氣化的三大原理，建立了十二經以及藏府之氣化理論。

少陰經、太陽經，主於「將來者進，成功者退」之原理。

厥陰經、太陰經，主於「母氣用事，子弱未能司權，則子從母化」之原理。

少陽經、陽明經，主於「子氣用事，母虛不能當令，則母從子化」之原理。

❖六氣偏見

【原文】

人之六氣，不病則不見，凡一經病則一經之氣見。平人六氣調和，無風、無火、無濕、無燥、無熱、無寒，故一氣不至獨見。病則或風、或火、或濕、或燥、或熱、或寒，六氣不相交濟，是以一氣獨見。如厥陰病則風盛，少陰病則熱盛，少陽病則暑盛，太陰病則濕盛，陽明病則燥盛，太陽病則寒盛也。

【點睛】

六氣相交則和合為一氣，既為和氣，當無風、無火、無濕、無燥、無熱、無寒。

病則六氣不交，而現六氣之偏盛者。

【原文】

以此氣之偏盛，定緣彼氣之偏虛。如厥陰風盛者，土金之虛也。少陰熱盛、少陽暑盛者，金水之虛也。太陰濕盛者，水木之虛也。陽明燥盛者，木火之虛也。太陽寒盛者，火土之虛也。以六氣之性，實則剋其所勝而侮所不勝，虛則己所不勝者乘之，而己所能勝者亦來侮之也。

【點睛】

五行相剋，木之剋土，設若木氣盛，則木氣乘土，故土虛；金本剋木，而木氣盛，則金不但不能剋木，反而被木氣侮，故金虛。火之剋金，設若火氣盛，則火氣乘金，故金虛；水本剋火，而火氣盛，則水不但不能剋火，反而

被火氣侮，故水虛。土之剋水，設若土氣盛，則士氣乘水，故水虛；木本剋土，而土氣盛，則木不但不能剋土，反而被土氣侮，故木虛。金之剋木，設若金氣盛，則金氣乘木，故木虛；火本剋金，而金氣盛，則火不但不能剋金，反而被金氣侮，故火虛。水之剋火，設若水氣盛，則水氣乘火，故火虛；土本剋水，而水氣盛，則土不但不能剋水，反而被水氣侮，故火虛。

此段闡述五行之虛實乘侮，於人身，即疾病之病理。

【原文】

究之一氣之偏盛，亦緣於虛。厥陰能生，則陽氣左升而木榮，其風盛者，生意之不遂也。少陰能長，則君火顯達而上清，其熱盛者，長氣之不旺也。陽明能收，則陰氣右降而金肅，其燥盛者，收令之失政也。太陽能藏，則相火閉蟄而下暖，其寒盛者，藏氣之不行也。土為四維之中氣，木火之能生長者，太陰己土之陽升也；金水之能收藏者，陽明戊土之陰降也。

【點睛】

風盛：生意之不遂，木鬱則風盛。

熱盛：長氣之不旺，陽下虛而水不濟火，故熱盛。

燥盛：收令之失政，陰上虛則燥盛。

寒盛：藏氣之不行，相火洩露而癸水寒。

【原文】

中氣旺則戊己轉運而土和，中氣衰則脾胃濕盛而不

運。土生於火而火滅於水，土燥則剋水，土濕則水氣氾濫，侮土而滅火。水泛土濕，木氣不達，則生意盤塞，但能賊土，不能生火以培土，此土氣所以困敗也。血藏於肝而化於脾，太陰土燥，則肝血枯而膽火炎，未嘗不病。

但足太陰脾以濕土主令，足陽明胃從燥金化氣，濕為本氣而燥為化氣，是以燥氣不敵濕氣之旺。陰易盛而陽易衰，土燥為病者，除陽明傷寒承氣證外不多見。一切內外感傷雜病，盡緣土濕也。

【點睛】

中氣陰陽之盛衰，決定人之平或病。此為病機總根原。

❖ 本氣衰旺

【原文】

經有十二，司化者六經，從化者六經。從化者不司氣化，總以司化者為主，故十二經統於六氣。病則或見司化者之本氣，或見從化者之本氣，或司化者而見從化之氣，或從化者而見司化之氣，全視乎本氣之衰旺焉。

手少陰以君火司化，足少陰之水從令而化熱者，常也。而足少陰之病寒，是從化者自見其本氣，以水性原寒。手少陰之病寒，是司化者而見從化之氣，以君火原從水化也。

足太陽以寒水司化，手太陽之火從令而化寒者，常也。而手太陽之病熱，是從化者自見其本氣，以火性原熱。足太陽之病熱，是司化者而見從化之氣，以寒水原從

火化也。足厥陰以風木司化，手厥陰之火從令而化風；手少陽以相火司化，足少陽之木從令而化暑者，常也。而手厥陰之病暑，足少陽之病風，是從化者自見其本氣，以火性生暑，而木性生風也。

足太陰以濕土司化，手太陰之金從令而化濕；手陽明以燥金司化，足陽明之土從令而化燥者，常也。而手太陰之病燥，足陽明之病濕，是從化者自見其本氣，以金性本燥而土性本濕也。

大抵足太陽雖以寒化，而最易病熱。手少陰雖以熱化，而最易病寒。厥陰原以風化，而風盛者固多。少陽雖以火化，而火敗者非少。金性本燥，而手太陰從土化濕者，常有七八。土性本濕，而足陽明從金化燥者，未必二三也。

【點睛】

藏陰有六經，府陽亦有六經，經有十二而氣統於六氣的，是因為同為一經，常氣之氣化總以司化者為主。

病氣之氣化：一經之氣的性質，是要看同經之中的藏陰之氣、府陽之氣各自的盛衰情況而最終決定一經之氣的性質。例如，少陰經，手少陰以君火司化，足少陰之水從令而化熱者，是正常之氣。而如果足少陰之病寒，足少陰寒水之氣盛，那麼手少陰就有可能從水化氣而為寒，手少陰從君火之熱氣而化為寒水之氣。其餘各經，可類此推之。

以下詳解六經本氣之病，先解常氣之氣化，再解病氣之氣化。

❖厥陰風木

【原文】

風者,厥陰木氣之所化也。在天為風,在地為木,在人為肝。足厥陰以風木主令,手厥陰心主以相火而化氣於風木,緣木實生火,風木方盛,子氣初胎,而火令未旺也。

【點睛】

厥陰經常氣之氣化:足厥陰風木主令。

木生火,子氣(相火)初生,母氣旺盛,故厥陰之氣,母氣統之。

【原文】

冬水閉藏,一得春風鼓動,陽從地起,生意乃萌。

【點睛】

子、丑、寅三時而化三陽,卯時四陽生,木氣方從地下冒於地上,故曰生意乃萌。

【原文】

然土氣不升,固賴木氣以升之,而木氣不達,實賴土氣以達焉。蓋厥陰肝木,生於腎水而長於脾土。水土溫和,則肝木發榮,木靜而風恬;水寒土濕,不能生長木氣,則木鬱而風生。

【點睛】

木升,土升;土升,木亦升。兩者相互依存。

水寒土濕，則足厥陰木鬱，是以木鬱為寒，為陰。

【原文】

木以發達為性，己土濕陷，抑遏乙木發達之氣，生意不遂，故鬱怒而剋脾土，風動而生疏洩。

凡腹痛下利，亡汗失血之證，皆風木之疏洩也。肝藏血而華色，主筋而榮爪，風動則血耗而色枯，爪脆而筋急。凡皆黑唇青，爪斷筋縮之證，皆風木之枯燥也。及其傳化乘除，千變不窮。故風木者，五藏之賊，百病之長。凡病之起，無不因於木氣之鬱。

以肝木主生，而人之生氣不足者，十常八九，木氣抑鬱而不生，是以病也。

【點睛】

木之性：發達、疏洩。木氣抑鬱，是以病。

足厥陰木氣之病：風動、疏洩、枯燥。風動、枯燥之證，標則為陽，而本可能為木氣之寒。

乙木生意不遂，血中之溫氣抑鬱，是以下熱。或肝熱、或脾濕熱、或膀胱熱。

【原文】

木為水火之中氣，病則土木鬱迫，水火不交，外燥而內濕，下寒而上熱。手厥陰，火也，木氣暢遂，則厥陰心主從令而化風，木氣抑鬱，則厥陰心主自現其本氣。

是以厥陰之病，下之則寒濕俱盛，上之則風熱兼作，其氣然也。

【點睛】

手厥陰之病，自現其本氣，上為風熱兼作。

水不交於火，是以內濕、上熱；火不交於水，是以外燥、下寒。

水火不交，陽不入陰，陰不入陽，是以陰陽偏盛而現六氣。

❖ 少陽相火

【原文】

暑者，少陽相火之所化也。在天為暑，在地為火，在人為三焦。手少陽以相火主令，足少陽膽以甲木而化氣於相火，緣火生於木，相火既旺，母氣傳子，而木令已衰也。

【點睛】

少陽經常氣之氣化：手少陽以相火主令。

木生火，母氣（木）衰而子氣（相火）旺，故少陽之氣，子氣統之。

【原文】

三焦之火，隨太陽膀胱之經下行，以溫水藏，出膕中，貫腨腸，而入外踝。君火升於足而降於手，相火升於手而降於足。少陽之火降，水得此火，而後通調，故三焦獨主水道。《素問‧靈蘭秘典》：三焦者，決瀆之官，水道出焉。膀胱者，州都之官，津液藏焉，氣化則能出矣。蓋水性閉蟄而火性疏洩，閉蟄則善藏，疏洩則善出。

《靈樞·本輸》：三焦者，入絡膀胱，約下焦，實則閉癃，虛則遺溺。相火下蟄，水藏溫暖而水府清利，則出不至於遺溺，藏不至於閉癃，而水道調矣。水之所以善藏者，三焦之火秘於腎藏也。此火一洩，陷於膀胱，實則下熱而閉癃，虛則下寒而遺溺耳。

【點睛】

手少陽三焦，升則下竅開，故主水道。手少陽病則不升，水道閉癃或遺溺，視相火本氣虛實而定。

膀胱者，州都之官，津液藏焉，氣化則能出矣——足太陽膀胱寒水之氣，職在蟄藏；氣化則能出，是指手太陽三焦氣化而化相火，相火旺藏於腎中，水暖而化乙木，乙木司疏洩，疏洩則善出。

【原文】

手之陽清，足之陽濁，清則升而濁則降。手少陽病則不升，足少陽病則不降。凡上熱之證，皆甲木之不降，於三焦無關也。相火本自下行，其不下行而逆升者，由於戊土之不降。戊土與辛金，同主降斂，土降而金斂之，相火所以下潛也。戊土不降，辛金逆行，收氣失政，故相火上炎。足少陽雖從三焦化火，而原屬甲木，病則兼現其本氣。相火逆行，則剋庚金，甲木上侵，則賊戊土。手足陽明，其氣本燥，木火雙刑，則燥熱鬱發，故少陽之病，多傳陽明。

然少陽之氣，陰方長而陽方消，其火雖盛，而亦易衰。陰消陽長則壯，陰長陽消則病。病於相火之衰者，十

之八九（內傷驚悸之證，皆相火之衰也。）病於相火之旺者，十之一二而已（傷寒少陽有之）。

【點睛】

足少陽病：病則兼現其本氣，相火上炎，甲木賊戊。

相火上炎，實緣於戊土之濕，濕氣為陰，故上熱之證，實為陰盛而陽鬱，治法當以燥土瀉濕，戊土陽盛則陰生，陰生則降，戊土降則相火下降。故清熱為治標，而燥土以降膽胃之氣機實為治本。

❖ 少陰君火

【原文】

熱者，少陰君火之所化也。在天為熱，在地為火，在人為心。少陰以君火主令，手少陰心，火也，足少陰腎，水也，水火異氣，而以君火統之，緣火位於上而生於下。坎中之陽，火之根也。

坎陽升則上交離位而化火，火升於水，是以癸水化氣於丁火。水化而為火，則寒從熱化，故少陰之氣，水火並統，而獨以君火名也。

【點睛】

少陰經常氣之氣化：手少陰以君火主令。

丁癸同宮，然水化而為火，是以少陰之氣，以君火名之。闡釋了少陰君火的來歷。

【原文】

君火雖降於手，而實升於足。陽盛則手少陰主令於

上，而癸水亦成溫泉；陰盛則足少陰司氣於下，而丁火遂為寒灰。以丁火雖司氣化，而制勝之權，終在癸水，所恃者，生土以鎮之。但土雖剋水，而百病之作，率由土濕，濕則不能剋水而反被水侮。

土能剋水者，惟傷寒陽明承氣一證，其餘則寒水侮土者，十九不止。土潰則火敗，故少陰一病，必寒水氾濫而火土俱負，其勢然也。

至於上熱者，此相火之逆也。火中有液，癸水之根，相火上逆，災及宮城，心液消亡，是以熱作。凡少陰病熱，乃受累於相火，實非心家之過。而方其上熱，必有下寒，以水火分離而不交也。

見心家之熱，當顧及腎家之寒。蓋水火本交，彼此相交，則為一氣，不交則離析分崩，逆為冰炭。究之火不勝水，則上熱不敵下寒之劇，不問可知也。

【點睛】

少陰之病，水火分離，手少陰病熱，足少陰病寒。

彼此相交，則為一氣——何謂一氣？相交為圓是也。故水火要和濟，金木要交併，彼此相交成圓即四象合一。悟此，則明何為一。

【原文】

血根於心而藏於肝，氣根於腎而藏於肺。心火上熱，則清心家之血；腎水下寒，則暖腎家之氣。故補肝之血則宜溫，補心之血則宜清，補肺之氣則宜涼，補腎之氣則宜暖，此定法也。

【點睛】

血根於心，此血指離陰；氣根於腎，此氣指坎陽。

❖ 太陰濕土

【原文】

濕者，太陰土氣之所化也。在天為濕，在地為土，在人為脾。太陰以濕土主令，辛金從土而化濕；陽明以燥金主令，戊土從金而化燥。己土之濕為本氣，戊土之燥為子氣，故胃家之燥不敵脾家之濕，病則土燥者少，而土濕者多也。

【點睛】

太陰經常氣之氣化：足太陰以濕土主令。

土性為濕，而戊土又化氣於陽明燥金，然胃家之子氣燥金總不敵脾家之主氣濕土，故病則土濕者多。

【原文】

太陰主升，己土升則癸水與乙木皆升。土之所以升者，脾陽之發生也。陽虛則土濕而不升，己土不升，則水木陷矣。火金在上，水木在下，火金降於戊土，水木升於己土。戊土不降，則火金上逆；己土不升，則水木下陷，其原總由於濕盛也。

《子華子》：陰陽交，則生濕。濕者，水火之中氣。上濕則化火而為熱，下濕則化水而為寒。然上亦有濕寒，下亦有濕熱。濕旺氣鬱，津液不行，火盛者，燻蒸而生熱痰，火衰者，氾濫而生寒飲，此濕寒之在上者。濕旺水

鬱，膀胱不利，火衰者，流溢而為白淫，火盛者，梗澀而
為赤濁，此濕熱之在下者。

【點睛】

濕氣化為寒熱之機，當視水火之勝負而定。上部濕旺
氣鬱，火盛則生熱痰，火衰則生寒飲，病位主要在於肺；
下部濕旺水鬱，火盛則梗澀，火衰則流溢，病位主要在於
膀胱。

《子華子》原文：中央陰陽交而生濕，濕生土。

【原文】

便黃者，土色之下傳，便赤者，木氣之下陷。緣相火
在水，一線陽根，溫升而化乙木，木中溫氣，生火之母，
升則上達而化火，陷則下鬱而生熱。木氣不達，侵逼土
位，以其鬱熱傳於己土，己土受之，於是浸淫於膀胱。五
行之性，病則傳其所勝，其勢然也。

【點睛】

便黃、便赤之機理。

【原文】

陰易盛而陽易衰，故濕氣恆長而燥氣恆消。陰盛則
病，陽絕則死，理之至淺，未嘗難知。

後世庸愚，補陰助濕，瀉火伐陽，病家無不夭枉於滋
潤，此古今之大禍也。

【點睛】

闡釋濕長燥消之因。

❖陽明燥金

【原文】

燥者，陽明金氣之所化也。在天為燥，在地為金，在人為大腸。陽明以燥金主令，胃土從令而化燥；太陰以濕土主令，肺金從令而化濕。胃土之燥，子氣而非本氣，子氣不敵本氣之旺，故陰盛之家，胃土恆濕；肺金之濕，母氣而非本氣，母氣不敵本氣之旺，故陽盛之家，肺金恆燥。

【點睛】

陽明經常氣之氣化：手陽明以燥金主令。

胃土子氣之燥，不敵胃土本氣之濕，故陰盛之家，胃土易病濕。

肺金母氣之濕，不敵肺金本氣之燥，故陽盛之家，肺金易病燥。

【原文】

太陰性濕，陽明性燥，燥濕調停，在乎中氣。中氣旺，則辛金化氣於濕土而肺不傷燥，戊土化氣於燥金而胃不傷濕。中氣衰，則陰陽不交而燥濕偏見。濕勝其燥，則飲少而食減，溺澀而便滑；燥勝其濕，則疾飢而善渴，水利而便堅。

【點睛】

大腸與肺，同為燥金之氣，肺又化氣於太陰濕土，肺氣燥濕調停，原於中氣斡旋。

脾與胃，同為濕土之氣，胃又化氣於陽明燥金，胃氣燥濕調停，原於中氣幹旋。

故中氣，實為肺氣、胃氣燥濕調停之媒婆。

足太陰濕盛，則胃土濕而不受，肝木鬱而下陷。胃土濕而不受，是以飲少而食減；肝木鬱而下陷，是以溺澀而便滑。

足陽明燥盛，則胃陽偏盛，是以善飢、善渴、便堅（陽盛之便秘）。胃陽盛，陽極而陰生，是以水利。

【原文】

陰易進而陽易退，濕勝者常多，燥勝者常少。辛金化濕者，十之八九，戊土化燥者，百不二三。陽明雖燥，病則太陰每勝而陽明每負，土燥而水虧者，傷寒陽明承氣證外絕無而僅有。

是以仲景垂法，以少陰負趺陽者為順。緣火勝則土燥，水勝則土濕，燥則剋水，濕則反為水侮。水負則生，土負則死，故少陰宜負而趺陽宜勝。以土能勝水，則中氣不敗，未有中氣不敗而人死者。

【點睛】

濕多燥少，因於陰易進而陽易退；陰進陽退，因於火負水者多，土濕則反為水侮。

【原文】

燥為寒熱之中氣，上燥則化火而為熱，下燥則化水而為寒。反胃噎膈之家，便若羊矢，其胃則濕而腸則燥。

【點睛】

燥化寒、熱之氣化機理。

【原文】

濕為陰邪，陰性親下，故根起於脾土而標見於膝踝；燥為陽邪，陽性親上，故根起於大腸而標見於肘腕。所謂陰邪居下，陽邪居上，一定之位也。

【點睛】

濕邪親下，本在脾土，標在膝踝；燥邪親上，本在大腸，標在肘腕。

【原文】

然上之燥，亦因於下之濕。中風之家，血枯筋縮，其膝踝是濕，而肘腕未嘗非燥。使己土不濕，則木榮血暢，骨弱筋柔，風自何來！醫家識燥濕之消長，則仲景堂奧可階而升矣。

【點睛】

燥邪親上，標在肘腕，肘腕之上燥，亦因於下之濕。

中風之家，血枯筋縮；膝踝是濕，肘腕是燥，下濕上燥，而本皆為土濕。

❖太陽寒水

【原文】

寒者，太陽水氣之所化也。在天為寒，在地為水，在人為膀胱。太陽以寒水主令，足太陽膀胱，水也，手太陽

小腸，火也，火水異氣，而以寒水統之，緣水位於下而生
於上。

離中之陰，水之根也。離陰降而下交坎位而化水，水
降於火，是以丙火化氣於壬水。火化而為水，則熱從寒
化，故太陽之氣，水火並統，而獨以寒水名也。

【點睛】

太陽經常氣之氣化：足太陽以寒水主令。

丙壬同宮，然火化而為水，是以太陽之氣，以寒水名之。

【原文】

水性本寒，少陽三焦之火，隨太陽而下行，水得此
火，應當不寒。不知水之不寒者，癸水而非壬水也。蓋水
以蟄藏為性，火秘於內，水斂於外，是謂平人。木火主
裏，自內而生長之，故裏氣常溫；金水主表，自外而收藏
之，故表氣常清。血生於木火，故血溫而內發；氣化於金
水，故氣清而外斂。

人之經脈，厥陰在裏，春氣之內生也；次則少陰，夏
氣之內長也；次則陽明，秋氣之外收也；太陽在表，冬氣
之外藏也。陽藏則外清而內溫，陽洩則內寒而外熱。外易
寒水而為熱火，內易溫泉而為寒冰，外愈熱而內愈寒，生
氣絕根，是以死也。

【點睛】

木火主裏，自內而生長之，故裏氣常溫；金水主表，
自外而收藏之，故表氣常清。裏溫而表清，溫清不偏，是
謂平人。

《內經》云：六氣為本，三陰三陽上奉之。厥陰，為標，風木為本，故應春氣之生；少陰，為標，君火為本，故應夏氣之長；陽明，為標，燥金為本，故應秋氣之收；太陽，為標，寒水為本，故應冬氣之外藏。

【原文】

癸水溫而壬水寒則治，癸水寒而壬水熱則病。癸水病則必寒，壬水病則多熱。

【點睛】

水之寒、熱氣化之機，根在少陽三焦相火之藏或洩。藏則癸水溫而壬水寒，洩則癸水寒而壬水熱。

【原文】

以丁火化於癸水，故少陰之藏，最易病寒；壬水化於丙火，故太陽之府，最易病熱。是以病寒者，獨責癸水而不責壬水；病熱者，獨責壬水而不責癸水也。

【點睛】

癸水易寒，故心腎之藏易病寒；壬水易熱，故膀胱大腸之府易病熱。

丁火化於癸水，癸水，地也，是以丁火化於地。

壬水化於丙火，丙火，天也，是以壬水化於天。

【原文】

仲景《傷寒》，以六經立法，從六氣也。六氣之性情形狀，明白昭揭，醫必知此，而後知六經之證。六經之變

化雖多，總不外乎六氣，此義魏晉而後，絕無解者。先聖
之法，一線莫傳，陵夷至於今日，不堪問矣。

【點睛】

明六氣之性、之化，而後可推知六經之證。六經之證
變化雖多，萬變總不離乎六氣之性。

十二經、十二藏府之氣機升降圖（左為東，右為西，上為南，下位北）：

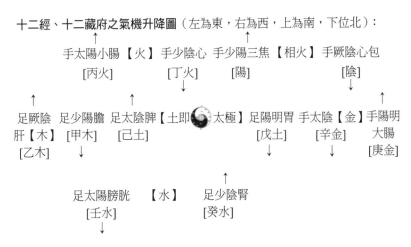

手太陽小腸【火】 手少陰心 手少陽三焦【相火】 手厥陰心包
[丙火] [丁火] [陽] [陰]

足厥陰 足少陽膽 足太陰脾【土即　　太極】 足陽明胃 手太陰【金】手陽明
肝【木】 [甲木] [己土] [戊土] [辛金] 大腸
[乙木] [庚金]

足太陽膀胱 【水】 足少陰腎
[壬水] [癸水]

土，即太極。太極乃陰陽之門、陰陽升降之樞軸。

❖六氣治法

【原文】

治厥陰風木法

桂枝苓膠湯：甘草　桂枝　白芍　茯苓　當歸　阿膠
生薑　大棗。

上熱加黃芩。下寒加乾薑、附子。

【點睛】

達木息風之法：甘草、茯苓，培土瀉濕；當歸、阿

膠、白芍潤木息風；桂枝，升達木氣；生薑、大棗，大棗補脾精，生薑流通之。

【原文】

治少陰君火法

黃連丹皮湯：黃連　白芍　生地　丹皮。

少陰病，水勝火負，最易生寒。若有下寒，當用椒、附。

【點睛】

清降君火之法：黃連清君火；白芍、生地清風潤木；丹皮涼血。乙木為君火之母，木盛則火盛，當以生地、丹皮降乙木之溫氣。

【原文】

治少陽相火法

柴胡芍藥湯：柴胡　黃芩　甘草　半夏　人參　生薑　大棗　白芍。

【點睛】

清降相火之法：柴胡、白芍，清降膽火；黃芩，清相火；甘草，培土；半夏，降胃，胃降則膽降；人參，補氣；生薑、大棗，補益脾精，生薑流通之。

【原文】

治太陰濕土法

朮甘苓澤湯：甘草　茯苓　白朮　澤瀉。

【點睛】

瀉濕燥土之法：甘草、茯苓、澤瀉，培土瀉濕；白朮，燥易傷津，白朮補津，而不傷於燥盛。是以燥濕調停，中氣轉運。

【原文】

治陽明燥金法

百合五味湯：百合　石膏　麥冬　五味。

【點睛】

潤燥斂金之法：

百合、麥冬、石膏，清潤金氣；五味，收斂金氣。

【原文】

治太陽寒水法

苓甘薑附湯：甘草　茯苓　乾薑　附子。

太陽病，最易化生濕熱，以化氣於丙火，而受制於濕土也。若有濕熱，當用梔、膏之類。

【點睛】

少陰之水病則寒，太陽之水病則熱。

暖少陰癸水之法：

甘草、茯苓、乾薑，溫中瀉濕；附子，暖水。

太陽壬水化生濕熱，法以瀉濕清熱之法。

卷三

六府化穀，津液布揚，流溢經絡，會於氣口，氣口成寸，以決死生。微妙在脈，不可不察。

醫法無傳，脈理遂湮，金簡長封，玉字永埋。方書累架，七診之義無聞；醫錄連床，九候之法莫著。既迷惘於心中，復綿昧於指下。使跙蹋之餘，命飽庸妄之毒手。顧此恨恨，廢卷永懷，作脈法解。

【點睛】

一氣升、降、浮、沉，脈氣應之。此節闡釋脈之升、降、浮、沉之原理。

以下介紹三種脈法。

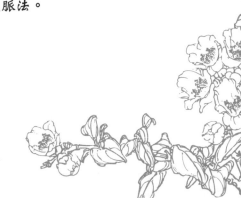

脈法解

❖寸口脈法

【原文】

飲食入胃，腐化消磨，手太陰散其精華，游溢經絡，以化氣血。氣血周流，現於氣口，以成尺寸。

氣口者，手太陰肺經之動脈也。關前為寸，關後為尺，尺為陰而寸為陽。關者，陰陽之中氣也。寸口在魚際之分，關上在太淵之分，尺中在經渠之分。

心與小腸，候於左寸，肺與大腸，候於右寸。肝膽候於左關，脾胃候於右關。腎與膀胱候於兩尺，心主三焦，隨水下蟄，亦附此焉。

《素問·脈要精微論》：尺內兩傍，則季脅也。尺外以候腎，尺裏以候腹。中附上，左外以候肝，內以候膈，右外以候胃，內以候脾，兩關部也。上附上，右外以候肺，內以候胸中，左外以候心，內以候膻中，兩寸部也。前以候前，後以候後。上竟上者，胸喉中事也。下竟下者，少腹腰股膝脛足中事也。謹調尺寸，而表裏上下，於此得矣。

蓋肺主藏氣，而朝百脈，十二經之氣，皆受之於肺。平旦寅初，肺氣流布，起於寸口，運行十二經中，週而復始。一日一夜，五十度畢，次日平旦寅初，復會於寸口。寸口者，脈之大會（此曰寸口，乃寸尺三部之總名，非但

魚際已也）故十二經之盛衰，悉見於此。

《靈樞‧經脈》：經脈者，常不可見也，其虛實也，以氣口知之。此氣口所以獨為五藏主也（氣口即寸口。手之三陽，自手走頭，大小腸府雖至濁，而經行頭上，則為至清，故與心肺同候於兩寸。越人十難，實為定法。近人乃欲候大小腸於兩尺，乖謬極矣）。

❖ 寸口人迎脈法

氣口者，手太陰經之動脈，在魚際之下。人迎者，足陽明經之動脈，在結喉之旁。太陰行氣於三陰，故寸口可以候五藏；陽明行氣於三陽，故人迎可以候六府。以太陰為五藏之首，陽明為六府之長也。

藏陰盛則人迎小而寸口大，虛則人迎大而寸口小；府陽衰則寸口大而人迎小，旺則寸口小而人迎大。《靈樞‧禁服》：寸口主中，人迎主外。春夏人迎微大，秋冬寸口微大，如是者，命曰平人。人迎大一倍於寸口，病在足少陽，一倍而躁，在手少陽。人迎二倍，病在足太陽，二倍而躁，在手太陽。人迎三倍，病在足陽明，三倍而躁，在手陽明。盛則為熱，虛則為寒，緊則痛痺，代則乍甚乍間。人迎四倍，且大且數，名曰溢陽，溢陽為外格，死不治。寸口大一倍於人迎，病在足厥陰，一倍而躁，在手厥陰。寸口二倍，病在足少陰，二倍而躁，在手少陰。寸口三倍，病在足太陰，三倍而躁，在手太陰。盛則脹滿、寒中、食不化，虛則熱中、出糜、少氣、溺色變，緊則痛痺，代則乍痛乍止。寸口四倍，且大且數，名曰溢陰，溢

陰為內關，死不治。

《靈樞・經脈》：人迎與脈口（即寸口也）。俱盛四倍以上，命曰關格，關格者，與之短期。《靈樞・五色》：人迎盛堅者，傷於寒。氣口盛堅者，傷於食。以氣口主裏，傷食則陰鬱於內，故氣口盛堅；人迎主表，傷寒則陽鬱於外，故人迎盛堅。此診寸口人迎之法也（寸口人迎之脈，載在經文，後世乃有左為人迎，右為氣口之說，無稽妄談，不足辨也）。

❖三部九候脈法

十二經皆有動脈，上部之動脈在頭，中部之動脈在手，下部之動脈在足，是為三部。一部三候，是為九候。《素問・三部九候論》：人有三部，部有三候。三候者，有天、有地、有人也。

上部天，兩額之動脈，足少陽之頷厭也。上部地，兩頰之動脈，足陽明之地倉、大迎也。上部人，耳前之動脈，手少陽之和髎也。中部天，手太陰之太淵、經渠也。中部地，手陽明之合谷也。中部人，手少陰之神門也。下部天，足厥陰之五里也。下部地，足少陰之太谿也。下部人，足太陰之箕門也。

下部之天以候肝，地以候腎，人以候脾胃之氣。中部之天以候肺，地以候胸中之氣，人以候心。上部之天以候頭角之氣，地以候口齒之氣，人以候耳目之氣也。下部之天，女子則取太衝。下部之人，胃氣則候於陽明之衝陽，仲景謂之趺陽。此三部九候之法也（《難經》：三部者，

寸關尺也,九候者,浮中沉也。與《素問》不同,此一部中之三部九候也,另是一法)。

【點睛】

結合黃元御《難經懸解》,其脈法寸關尺:

左寸:心　小腸　　　　右寸:肺　大腸

左關:肝　脾　　　　　右關:膽　胃

左尺:腎水　膀胱　　　右尺:命門(相火)

❖ 藏府脈象

【原文】

五藏為陰,六府為陽,陰陽既殊,脈象攸分。肝脈弦,心脈洪,脾脈緩,肺脈澀,腎脈沉。其甚者為藏,其微者為府。《難經》:心脈急甚者,肝邪干心也,微急者,膽邪干小腸也。心脈大甚者,心邪自干心也,微大者,小腸邪自干小腸也。心脈緩甚者,脾邪干心也,微緩者,胃邪干小腸也。心脈澀甚者,肺邪干心也,微澀者,大腸邪干小腸也。心脈沉甚者,腎邪干心也,微沉者,膀胱邪干小腸也。其他藏府,依此類推。甚者沉而得之,微者浮而得之。

【點睛】

陰陽不同,脈象不同。藏府之氣陰陽有異,是以脈異。

【原文】

大抵府脈浮數,藏脈沉遲。仲景脈法:浮為在表,沉為在裏,數為在府,遲為在藏是也。蓋陽外陰內,一定之

理。

府氣內交，藏氣外濟，則陰陽平而脈息調。府病則氣不內交，是以但浮而不沉；藏病則氣不外濟，是以但沉而不浮也（觀越人十難一脈十變之義，大腸、小腸俱候於心脈，可知欲候大小腸於兩尺之誤）。

【點睛】

陰陽之要義在於「交濟」，故脈之要義也在於「交濟」。

府氣由外而向內交於藏氣，藏氣為陰、為沉，故浮中見沉。

藏氣由內而向外濟於府氣，府氣為陽、為浮，故沉中有浮。

❖ 四時脈體

【原文】

天地之氣，生長於春夏，收藏於秋冬。人與天地同氣也，陽氣生長，則脈浮升，陰氣收藏，則脈沉降。是以春之脈升，夏之脈浮，秋之脈降，冬之脈沉。

《素問・脈要精微論》：天地之變，陰陽之應。彼春之暖，為夏之暑，彼秋之忿，為冬之怒。四變之動，脈與之上下，以春應中規，夏應中矩，秋應中衡，冬應中權。是故冬至四十五日，陽氣微上，陰氣微下。夏至四十五日，陰氣微上，陽氣微下。陰陽有時，與脈為期。春日浮，如魚之游在波。夏日在膚，泛泛乎萬物有餘。秋日下膚，蟄蟲將去。冬日在骨，蟄蟲周密，君子居室。升降浮

沉，隨時變更。寸脈本浮，而一交秋冬，則見沉意。尺脈本沉，而一交春夏，則見浮機。此氣化一定，毫髮不爽也。

【點睛】

天地之氣，春夏秋冬，升降浮沉，隨時變更。

天人同氣，人之氣應於天之春夏秋冬，故脈有升降浮沉。

【原文】

仲景脈法：春弦秋浮，冬沉夏洪。弦者，浮升之象。洪者，浮之極也。浮者，金氣方收，微有降意，而未能遽沉。大約春脈沉而微浮，夏則全浮，秋脈浮而微沉，冬則全沉。仲景脈法，原與經義相同耳。

【點睛】

陰陽含抱相交，則陰中有陽、陽中有陰，故脈氣必浮中帶沉，沉中帶浮。

平脈之象：

肝氣，陰中之陽升，故脈必沉而微浮；

心氣，陽中之陰降，故脈必浮盛而有沉意；

肺氣，陽中之陰降，故脈必浮而微沉；

腎氣，陰中之陽升，故脈必沉盛而有浮意。

❖ 真藏脈義

【原文】

土者，四維之中氣也。脾以陰土而含陽氣，故脾陽左

升則化肝木；胃以陽土而胎陰氣，故胃陰右降則化肺金。金降於北，涼氣化寒，是謂腎水；木升於南，溫氣化熱，是謂心火。肺、肝、心、腎，四象攸分，實則脾胃之左右升降而變化者也。

脾胃者，四藏之母，母氣虧敗，四子失養，脈見真藏，則人死焉。故四藏之脈，必以胃氣為本。肝脈弦，心脈鉤，肺脈毛，腎脈石，脾胃脈緩。其弦鉤毛石而緩者，是四藏之有胃氣也。其弦鉤毛石而不緩者，是謂真藏脈。真藏脈見，胃氣敗竭，必死不救也。

《玉機真藏論》：脾脈者，土也，孤藏以灌四旁者也。《平人氣象論》：平人之常氣稟於胃，胃者，平人之常氣也。人無胃氣曰逆，逆者死。人以水穀為本，故人絕水穀則死，脈無胃氣亦死。所謂無胃氣者，但得真藏脈，不得胃氣也。

【點睛】

脾胃平脈之象：脈緩。

肺、肝、心、腎，實則脾胃之左右升降而變化者，故當於四藏平脈之象中而見緩脈。

【原文】

所謂真藏脈者，真肝脈至，中外急，如循刀刃責責然，如按琴瑟弦，色青白不澤，毛折，乃死。真心脈至，堅而搏，如循薏苡子纍纍然，色赤黑不澤，毛折，乃死。真脾脈至，弱而乍數乍疏，色黃青不澤，毛折，乃死。真肺脈至，大而虛，如以毛羽中人膚，色白赤不澤，毛折，

乃死。真腎脈至，搏而絕，如指彈石辟辟然，色黑黃不澤，毛折，乃死。

諸真藏脈見者，皆死不治也。

【點睛】

介紹四藏真藏脈象。

【原文】

五藏者，皆稟氣於胃，胃者，五藏之本也。藏氣者，不能自至於手太陰，必因於胃氣，乃至於手太陰也。故五藏各以其時，自胃而至於手太陰。邪氣勝者，精氣衰也，病甚者，胃氣不能與之俱至於手太陰，故真藏之氣獨見，獨見者，病勝藏也，故曰死。

【點睛】

胃為化氣之原。而五藏之氣各以其時，自胃而至於手太陰。

【原文】

蓋土位乎中，一身之元氣也。土生於火而死於水，故仲景垂訓，以少陰負趺陽為順。少陰水勝，則火滅而土敗也。自醫法失傳，後世庸愚，乃滋陰瀉陽，補水滅火，以敗胃氣。以此毒天下，而民從之，良可哀也。

【點睛】

土者，太極也，故為一身之元氣。

火旺則土燥，土燥則水暖。水旺則土濕，土濕則火消。

❖浮沉大小

【原文】

五藏之脈，心肺俱浮，腎肝俱沉，脾胃居沉浮之間。陽浮而陰沉，其性然也。

然陽主降而陰主升，陽體雖浮而內含降意，則浮中帶沉；陰體雖沉而內含升意，則沉中帶浮。沉而微浮，則陰不下走；浮而微沉，則陽不上飛。

若使寸脈但浮而不沉，則陽氣上逆而不交於陰；尺脈但沉而不浮，則陰氣下陷而不交於陽。水火分離，下寒上熱，諸病生矣。

【點睛】

浮沉之要義：陰降，則現沉機；陽升，則現浮機。是以浮沉之機，實應於陰陽之變。故察氣之浮沉，亦即察氣之陰陽之性。

陰陽相交，故寸脈為陽脈，當浮中帶沉意；尺脈為陰脈，當沉中帶浮意。

【原文】

升降陰陽之權，全在乎中。中者，土也。己土升則乙木上達而化清陽；戊土降則辛金下行而化濁陰。陰陽交濟，是以寸不但浮而尺不但沉。

【點睛】

陰陽交濟，寸不但浮而尺不但沉，原於中氣之媒合。

【原文】

土之所以升降失職者，木刑之也。木生於水而長於土，土氣沖和，則肝隨脾升，膽隨胃降，木榮而不鬱。土弱而不能達木，則木氣鬱塞，肝病下陷而膽病上逆。木邪橫侵，土被其賊，脾不能升而胃不能降，於是兩關之脈大。左關之大者，肝脾之鬱而不升也；右關之大者，膽胃之鬱而不降也。膽木化氣於相火，膽木右降，則相火下蟄而不上炎，膽木逆升，相火上炎而刑肺金，肺金被剋，清氣鬱蒸，而生上熱，於是右寸之脈亦大。肝木主升，肝木不升，生意抑遏而生下熱，於是左尺之脈亦大。右寸之大者，肺金之上逆也。左尺之大者，肝木之下陷也。

【點睛】

闡釋左關、右關、右寸、左尺脈大之機理。

【原文】

胃主降濁，胃逆則濁氣上填，倉廩不納，噁心嘔吐之病生焉。脾主升清，脾陷則清氣下鬱，水穀不消，脹滿洩利之病生焉。肺藏氣而性降，肝藏血而性升，金逆則氣不清降而上鬱，木陷則血不溫升而下脫。肺主收斂，肝主疏洩，血升而不至於流溢者，賴肺氣之收斂也；氣降而不至於固結者，賴肝血之疏洩也。木陷則血脫於下，而肺金失斂則血上溢；金逆則氣鬱於上，而肝木不升，則氣下結。推之，凡驚悸、吐衄、盜汗、遺精之病，皆金氣不能降斂。淋癃、洩利、噯腐、吞酸之病，皆木氣不能生發。

【點睛】

闡釋金逆、木陷之機理。

【原文】

金逆而莫收斂，則君火失根而左寸亦大；木陷而行疏洩，則相火下拔而右尺亦大。

【點睛】

闡釋左寸、右尺脈大之機理。

【原文】

大者，有餘之象也。於其有餘之中，得其不足之意，則脈之妙解而醫之至數也。經所謂大則病進者，別有玄機，非後世醫書陽盛陰虛之說也。

【點睛】

浮大之要義：浮者，陽氣外實；大者，陽氣內虛。浮大，陰氣虛，陰氣虛則陽不入陰，是以陰中之陽虛。

浮大之脈義如下：

左寸大：相火上炎	右寸大：肺氣上逆
左關大：肝脾之鬱而不升	右關大：膽胃之鬱而不降
左尺大：肝木下陷	右尺大：相火洩於膀胱

❖ 二十四脈

【原文】

浮　沉

浮沉者，陰陽之性也。《難經》：呼出心與肺，吸入

腎與肝，呼吸之間，脾受穀味也，其脈在中。陽性浮而陰性沉，呼出為陽，心肺之氣也；吸入為陰，腎肝之氣也。

【點睛】

浮沉之性。

【原文】

心肺之脈俱浮，浮而散大者，心也，浮而短澀者，肺也。腎肝之脈俱沉，沉而濡實者，腎也，沉而牢長者，肝也。脾居陰陽之中，其氣在呼吸之交，其脈在浮沉之半，其位曰關。關者，陰陽之關門，陰自此升而為寸，陽自此降而為尺，闔闢之權，於是在焉，故曰關也。

【點睛】

闡述關之含義。

【原文】

陽盛則寸浮，陰盛則尺沉，陰盛於裏，陽盛於表。仲景脈法：浮為在表，沉為在裏，一定之法也。然浮沉可以觀表裏，不可以定陰陽。三難：關以前者，陽之動也，脈當見九分而浮，過者法曰太過，減者法曰不及。遂上魚為溢，此陰乘之脈也。關以後者，陰之動也，脈當見一寸而沉，過者法曰太過，減者法曰不及。遂入尺為覆，此陽乘之脈也。陽乘陰位，則清氣不升，故下覆於尺；陰乘陽位，則濁氣不降，故上溢於魚。溢者，浮之太過而曰陰乘；覆者，沉之太過而曰陽乘。是則浮不可以為陽，而沉不可以為陰。浮沉之中，有虛實焉。浮之損小，沉之實

大，是陽虛於表而實於裏也；沉之損小，浮之實大，是陽虛於裏而實於表也。浮大晝加，沉細夜加，浮大晝死，沉細夜死。診者當於浮沉之中參以虛實也。

【點睛】

浮沉以觀表裏；大小以觀虛實，大為實，小為虛。浮小沉大，陽氣為表虛裏實；浮大沉小，陽氣為表實裏虛。

過浮，實為陰逆：陰乘之脈，濁氣不降，收斂之氣不足；過沉，實為陽陷：陽乘之脈，清氣不升，生長之氣不足。

【原文】

遲　數

遲數者，陰陽之氣也。九難：數者，府也。遲者，藏也。數則為熱，遲則為寒。經脈之動，應乎漏刻，一呼再動，一吸再動，呼吸定息，而脈五動，氣之常也。過則為數，減則為遲。藏陰而府陽，數則陽盛而為府，遲則陰盛而為藏，陽盛則熱，陰盛則寒。數之極，則為至，遲之極，則為損。一定之法也。

【點睛】

數則為熱，遲則為寒。

【原文】

然遲不盡寒，而數不盡熱。脈法：趺陽脈遲而緩，胃氣如經也。寸口脈緩而遲，緩則陽氣長，遲則陰氣盛，陰陽相抱，營衛俱行，剛柔相得，名曰強也。是遲緩者，趺

陽寸口之常脈，未可以為寒也。曰：病人脈數，數為熱，當消穀引食，而反吐者，以發其汗，令陽氣微，膈氣虛，脈乃數也。數為客熱，不能消穀，胃中虛冷故也。是數者，陽明之陽虛，未可以為熱也。

【點睛】

遲數亦察太陰陽明之虛：

脾升，則陰中之陽升，生長之意足，則脈不遲；胃降，則陽中之陰降，收斂之氣足，則脈不數。

【原文】

凡脈或遲或數，乖戾失度，則死。十四難：一呼再至曰平，三至曰離經，四至曰奪精，五至曰死，六至曰命絕，此至之脈也。一呼一至曰離經，二呼一至曰奪精，三呼一至曰死，四呼一至曰命絕，此損之脈也。人之將死，脈遲者少，脈數者多。

陽氣絕根，浮空欲脫，故脈見疾數。大概一息七八至以上，便不可救。虛勞之家，最忌此脈。若數加常人一倍，一息十至以上，則死期迫矣。

【原文】

滑　澀

滑澀者，陰陽之體也。滑則血盛而氣虛，澀則血虛而氣盛。肝藏血而肺藏氣，故肝脈滑而肺脈澀。肺性收斂，肝性生發，收斂則澀，生發則滑。金自上斂，木自下發，是以肺脈浮澀而肝脈沉滑。斂則氣聚，發則氣散，是以肺

脈澀短而肝脈滑長。氣，陽也，而含陰；血，陰也，而抱陽，故滑為陽而澀為陰。

脈法：大、浮、數、動、滑，此名陽也；沉、澀、弱、弦、微，此名陰也。以金水之性收藏，木火之性生長，收則浮澀而生則沉滑，長則浮滑而藏則沉澀。

【點睛】

滑澀之性：滑則生發，澀則收斂。

肝脈：沉、滑、長；

肺脈：浮、澀、短。

心脈：浮、滑、長；

腎脈：沉、澀、短。

【原文】

滑者，生長之意，澀者，收藏之象，而俱非平氣。脈法：脈有弦、緊、浮、滑、沉、澀，名曰殘賊。以其氣血之偏，澀則氣盛而血病，滑則血盛而氣傷也。寸應滑而尺應澀，肺脈之澀者，尺之始基；肝脈之滑者，寸之初氣。尺應澀而變滑，則精遺而不藏；寸應滑而變澀，則氣痞而不通。寸過於滑，則肺金不斂而痰嗽生；尺過於澀，則肝木不升而淋痢作。是以滑澀之脈，均為病氣也。

【點睛】

尺應澀而變滑，則精遺而不藏；尺過於澀，則肝木不升而淋痢作。

寸應滑而變澀，則氣痞而不通；寸過於滑，則肺金不斂而痰嗽生。

【原文】

大　小

大小者，陰陽之象也。陽盛則脈大，陰盛則脈小，大為陽而小為陰。寸大而尺小者，氣之常也。寸過於大則上熱，尺過於小則下寒。然有大不可以為陽盛，而小不可以為陰盛者。脈法：脈弦而大，弦則為減，大則為芤，減則為寒，芤則為虛，寒虛相搏，此名為革，婦人則半產漏下，男子則亡血失精。蓋陽衰土濕，水火不交，火炎而金爍，則關寸浮大；水寒而木鬱，則關尺浮大。肺金失其收斂，肝木行其疏洩，此亡血失精，半產漏下之原。庸工以為陰虛，投以滋潤，土敗則命殞。是大不可以為陽盛也。傷寒三日，脈浮數而微，病人身涼和者，此為欲解也。蓋邪退而正復則脈微，是小不可以為陰盛也。

凡木火洩露則脈大，金水斂藏則脈小。陽洩則上熱而下寒，陽藏則上清而下溫。勞傷虛損之脈，最忌浮大。陽根下斷，浮大無歸，則人死矣。故大則病進，小則病退。小脈未可以扶陽，大脈未可以助陰，當因委而見源，窮其大小所由來也。

【點睛】

病脈之大：木火洩露，而金水斂藏不足。

病脈之小：金水斂藏，而木火生長不足。

【原文】

長　短

長短者，陰陽之形也。長為陽而短為陰。陽升於木

火，故肝脈沉滑而長，心脈浮滑而長；陰降於金水，故肺脈浮澀而短，腎脈沉澀而短也。人莫不病發於陰進而病癒於陽長，陰進則脈短，陽長則脈長，故長則氣治而短則氣病。

然不宜過長，過長則木旺而金衰矣。木者，中氣之賊，百病之長。以木性發達，而百病之起，多因於木氣之不達，生意盤鬱，而剋脾胃，是以氣愈鬱而脈愈長。木鬱則協水以賊土，合火而刑金，故但顯肝脈之長，而不形肺脈之短。金雖剋木，而凡人之病，則金能剋木者少，而木能侮金者多也。蓋木氣之所以能達者，水土溫而根本暖也。水寒土濕，生意不遂，則木愈鬱而氣愈盛，所以肝病則脈長也。

【點睛】

長者，生長之象；短者，收斂之象。

氣鬱也現脈長。

【原文】

緩　緊

緩緊者，陰陽之情也。緩為陽而緊為陰。

緩者，戊土之氣也。脈法：趺陽脈遲而緩，胃氣如經也。曰：衛氣和，名曰緩，營氣和，名曰遲。曰：寸口脈緩而遲，緩則陽氣長，遲則陰氣盛。以土居四象之中，具木火之氣，而不至於溫熱，含金水之體，而不至於寒涼，雍容和暢，是以緩也。緩則熱生。脈法：緩則胃氣實，實則穀消而水化也。

《靈樞・五癃津液》：中熱則胃中消穀，腸胃充廓，故胃緩也。然則傷寒陽明之脈，必實大而兼緩也。

【點睛】

緩者，戊土之氣，生長之象。

【原文】

緊者，寒水之氣也。脈法：假令亡汗若吐，以肺裏寒，故令脈緊也。假令咳者，坐飲冷水，故令脈緊也。假令下利，以胃中虛冷，故令脈緊也。此內寒之緊也。曰：寸口脈浮而緊，浮則為風，緊則為寒，風則傷衛，寒則傷營。此外寒之緊也。以水為冬氣，冬時寒盛，冰堅地坼，是以緊也。緊則痛生。曰：營衛俱病，骨節煩痛，當發其汗。是外寒之痛也。曰：趺陽脈緊而浮，浮為風，緊為寒，浮為腸滿，緊為腹痛，浮緊相搏，腹鳴而轉，轉即氣動，膈氣乃下，是內寒之痛也。

然則傷寒少陰之脈，必微細而兼緊也。蓋陽盛則緩，陰盛則緊，緩則生熱，緊則生寒。寒愈盛，則愈緊，熱愈盛，則愈緩。以陽性發洩而陰性閉藏，發而不藏，所以緩也，藏而不發，所以緊也。

【點睛】

緊者，寒水之氣，收斂之象。

【原文】

石芤

石芤者，陰陽之虛也。陽氣不降，則腎脈石，陰氣不

升，則心脈芤。石則外虛而內實，芤則外實而內虛。

石者，氣虛而不蟄也。陽體虛而陰體實，水中無氣，凝沍而沉結，所以石也。平人氣象論：平人之常氣稟於胃，胃者，平人之常氣也。人無胃氣曰逆，逆者死。冬胃微石曰平，石多胃少曰腎病，但石無胃曰死。平腎脈來，喘喘纍纍如鈎，按之而堅，曰腎平，冬以胃氣為本。病腎脈來，如引葛，按之益堅，曰腎病。死腎脈來，發如奪索，辟辟如彈石，曰腎死。

蓋坎中之陽，生氣之原也，陽根下斷，陰魄徒存，堅實結硬，生氣全無，是以死也。《老子》：柔弱者，生之徒，堅強者，死之徒，此之謂也。

【點睛】

石脈，水中無氣，腎中陰結之象，坎陽根斷。

【原文】

芤者，血虛而不守也。陰體實而陽體虛，火中無血，消減而浮空，所以芤也。脈法：趺陽脈浮而芤，浮者衛氣虛，芤者營氣傷。曰：脈弦而大，弦則為減，大則為芤，減則為寒，芤則為虛，寒虛相搏，此名為革（芤減相合，則名曰革。後世芤外又有革脈，非是）。婦人則半產漏下，男子則亡血失精。曰：脈浮而緊，按之反芤，此為本虛，故當戰而汗出也。蓋離中之陰，收氣之原也，陰根上斷，陽魂徒存，虛飄空洞，收氣全無，是以病也。

【點睛】

芤脈，火中無血，亡血失精，離陰根斷。

【原文】

血，陰也，而生於陽，陽升則化火，故溫暖和暢而吐陽魂。陽虛血寒，則凝瘀而亡脫，血脫則火洩而寒增，是以失精亡血而脈芤者，不可助陰而洩陽。蓋芤則營陰外脫，而血中之溫氣亦亡也。

【點睛】

芤脈，營陰外脫，血中之溫氣亦亡，氣血含抱，二而一也。

【原文】

促　結

促結者，陰陽之盛也。脈法：脈來緩，時一止復來者，名曰結。脈來數，時一止復來者，名曰促。陽盛則促，陰盛則結，此皆病脈。

曰：脈藹藹如車蓋者，名曰陽結也。脈纍纍如循長竿者，名曰陰結也。陰陽之性，實則虛而虛則實。實而虛者，清空而無障礙，所以不結；虛而實者，壅滿而生阻隔，所以脈結。陽結則藹藹鬱動，如車蓋之升沉；陰結則纍纍不平，如長竿之勁節。以陽性輕清而陰性重濁，故促結之象異焉。

驚悸之家，脈多促結，以其陰陽之不濟也。陽旺於木火，陰盛於金水。陽虛而生驚者，木火下虛，陰氣凝澀而不化，是以結也；陰虛而生悸者，金水上虛，陽氣鬱迫而不通，是以促也。

脈法：其脈浮而數，不能食，身體重，大便反硬，名

曰陰結，此藏府之結也。蓋孤陽獨陰，燥濕偏盛，寒熱不
調，其氣必結。藏府經絡，本為一氣，藏氣結則脈氣必
結，脈氣結則藏氣必結。

若夫代止之脈，並無鬱阻而中斷，是營衛之敗竭，非
促結之謂也。

【點睛】

生長之意不足，陰氣凝澀，是以結脈；

收斂之氣不足，陽氣鬱滯，是以促脈。

【原文】

弦　牢

弦者，如弦之直，弦而有力曰牢。

弦牢者，陰陽之旺也。《素問·玉機真藏論》：春脈
如弦。四難：牢而長者，肝也。弦牢者，肝家之脈，非病
也。

然弦牢之中，而有濡弱之象，則肝平，但有弦牢，而
無濡弱，則肝病矣。平人氣象論：平肝脈來，軟弱招招，
如揭長竿末梢，曰肝平。長竿末梢者，軟弱之義也。蓋木
生於水而長於土，水土溫和，則木氣發達而榮暢；水土寒
濕，則木氣枯槁而弦牢。

【點睛】

水土寒濕，則木氣枯槁而弦牢。

【原文】

木之為義，愈鬱則愈盛。弦牢者，木盛而土虛也。弦

為裏濕，支飲之阻衛陽，則木氣抑遏而為弦。

脈法：支飲急弦是也。牢為外寒，寒邪之束營陰，則木氣鬱迫而為牢。脈法：寒則牢堅是也。

【點睛】

弦為裏濕，牢為外寒。

【原文】

弦亦為寒。脈法：脈弦而大，弦則為減，大則為芤，減則為寒，芤則為虛。《金匱》：脈雙弦者，寒也。偏弦者，飲也。以水寒不能生木，是以弦也。弦亦為痛。《傷寒》：陽脈澀，陰脈弦，法當腹中急痛者，先用小建中湯。以風木而賊土，是以痛也。

【點睛】

弦為寒、痛。

【原文】

脈以胃氣為本，木得胃氣則和緩，不得胃氣則弦牢。平人氣象論：平人之常氣稟於胃，人無胃氣曰逆，逆者死。春胃微弦曰平，弦多胃少曰肝病，但弦無胃曰死。所謂無胃氣者，但得真藏脈，不得胃氣也。

病肝脈來，如循長竿，曰肝病。死肝脈來，急益勁，如新張弓弦，曰肝死。新張弓弦者，弦牢之象，肝家之真藏脈也。

【點睛】

弦牢者，或水寒土濕，或外寒，木鬱之過。

【原文】

濡 弱

濡者，如綿之軟，軟而無力曰弱。

濡弱者，陽氣之衰也。平人氣象論：平肝脈來，軟弱招招，如揭長竿末梢，曰肝平。脈法：肝者，木也，其脈微弦，濡弱而長。肝病自得濡弱者癒。濡弱者，肝家之脈，非病也。

然軟弱之中而有弦牢之意，則肝平，但有濡弱而無弦牢，則肝病矣。

《素問·玉機真藏論》：春脈如弦，其氣軟弱輕虛而滑，端直以長，故曰弦。端直以長者，弦牢之意也。蓋木生於水而長於土，木氣不達，固賴土氣達之，土氣不升，亦賴木氣升之。冬令蟄藏，水冰地坼，一得春風鼓蕩，則閉蟄起而百物生。是木能剋土而亦能扶土。以乙木之生意，即己土之陽左旋而上發者也。生意濡弱，則土木之氣不能上達，而肝脾俱病。

氣化於戊土而藏於肺，血化於己土而藏於肝。《靈樞·決氣》：脾藏營，肝藏血。肝脾者，營血之原也。濡弱則營血虛衰。脈法：諸濡亡血，諸弱發熱，血亡則熱發也。傷寒脈濡而弱，不可汗下，以其血虛而陽敗也。

弦牢者，木氣之太過，濡弱者，木氣之不及。太過則侮人，不及則人侮，均能為病也。

【點睛】

濡弱者，木氣之不及。木氣不升，則土氣不升，故肝脾俱病。

血化於己土而藏於肝，而肝脾俱病，故濡弱者，亦營血虛衰也。

【原文】

散　伏

散伏者，陰陽之闔闢也。氣闢而不闔，則脈散，氣闔而不闢，則脈伏。

散者，氣洩而不藏也。陰性聚而陽性散，陽降於尺而化濁陰，則脈沉聚；陰升於寸而化清陽，則脈浮散。而聚散之權，則在於關。

關者，陰陽之關鎖。其散而不至於飛揚者，有關以闔之，故散而能聚。散而不聚，則心病矣。

脈法：傷寒咳逆上氣，其脈散者死，謂其形損故也。脈散者，病家之大忌。散脈一形，則氣血之亡脫在近，精神之飛走不遠。散見於寸，猶可挽也，散見於尺，無可醫矣。

【點睛】

散者，收斂之氣不足。散而不聚，則心病。

【原文】

伏者，氣鬱而不發也。陽性起而陰性伏，陰升於寸而化清陽，則脈浮起；陽降於尺而化濁陰，則脈沉伏。而起伏之權，則在於關。關者，陰陽之關鎖。其伏而不至於閉結者，有關以闢之，故伏而能起。伏而不起，則腎病矣。凡積聚癥瘕，停痰宿水之疾，脈必伏結。十八難：伏者，

脈行筋下也。浮者，脈在肉上行也。故脈浮結者，外有痼疾；脈伏結者，內有積聚。

《金匱》：脈來細而附骨者，乃積也。寸口，積在胸中。微出寸口，積在喉中。關上，積在臍旁。上關上，積在心下。微下關，積在少腹。尺中，積在氣衝。脈出左，積在左。脈出右，積在右。脈兩出，積在中央。非但積聚如是，凡一經將病，則一氣先伏。肝病者木鬱，心病者火鬱，腎病者水鬱，肺病者金鬱，脾病者土鬱，鬱則脈伏。庚桑子：人鬱則為病。至理妙言！診一氣之慾伏，則知一時之將病。脈法：伏氣之病，以意候之，此之謂也。

【點睛】

伏者，生長之意不足。

詳解浮結、伏結之機理。

積聚為伏，氣鬱亦為伏。

【原文】

動　代

動代者，陰陽之起止也。氣欲發而不能，則為動，氣中歇而不屬，則為代。

動者，鬱勃而不息也。脈法：陰陽相搏，名曰動。陽動則汗出，陰動則發熱。若數脈見於關上，上下無頭尾，如豆大，厥厥動搖者，名曰動也。

關者，中氣之變現，陰陽之樞機，陽自此降而為陰，陰自此升而為陽。陰升於寸，則遂其上浮之性，不至為動；陽降於尺，則遂其下沉之性，不至為動。惟陰欲升，

脾土虛而不能升，陽欲降，胃土弱而不能降，則二氣鬱於關上，而見動形。陰陽鬱勃，不能升降，是以動而不止也。鬱勃之久，不無勝負。

陽勝而動於關上，則內洩營陰而汗出；陰勝而動於關下，則外閉衛陽而發熱。熱發則汗不出，汗出則熱不發。汗出而熱發，陰陽之勝負乃分。方其動時，陰陽鬱蕩，未知將來之孰勝而孰負也。動見於土位，木氣盤塞而莫達，甲木不降，乃懸虛而為驚；乙木不升，乃衝擊而為痛。甲乙橫逆，而賊戊己，則土氣敗矣。

【點睛】

動者，鬱勃而不息。

左關動，脾土欲升不得升；右關動，胃土欲降不得降。

動見於土位，木氣盤塞而莫達，則木賊戊己，土氣困敗。

【原文】

代者，斷續而不聯也。《靈樞·根結》：一日一夜五十營，以營五藏之精，不應數者，名曰狂生。五十動而不一代者，五藏皆受氣。四十動一代者，一藏無氣。三十動一代者，二藏無氣。二十動一代者，三藏無氣。十動一代者，四藏無氣。不滿十動一代者，五藏無氣，與之短期。與之短期者，乍疏乍數也。乍疏乍數者，斷續之象也。

蓋呼吸者，氣之所以升降也。心肺主呼，腎肝主吸，脾居呼吸之間。呼則氣升於心肺，吸則氣降於腎肝。呼吸定息，經脈五動，故十息之間，五十動內，即可以候五藏

之氣。一藏無氣，則脈必代矣。

十一難：脈不滿五十動而一止，一藏無氣者，何藏也？吸者隨陰入，呼者因陽出，今吸不能至腎，至肝而還，故知一藏無氣者，腎氣先盡也。由腎而肝，由肝而脾，由脾而心，由心而肺，可類推矣。代脈一見，死期在近，不可治也（代為死脈，與脾脈代之代不同。脾脈代者，脾不主時，隨四時而更代也。此為病脈）。

【點睛】

代脈，斷續而不聯，藏以無氣。

卷四

人不能有生而無死，而死多不盡其年。外有伐性之斧，內有腐腸之藥，重以萬念紛馳，百感憂勞，往往未壯而衰，未老而病。顧保煉不謹，既失之東隅，而醫藥無差，冀挽之桑榆。古聖不作，醫法中乖，貴陰賤陽，反經背道，輕則飲藥而病加，重乃逢醫而人廢。金將軍且將玉碎，石學士未必瓦全。嘆豎子之侵陵，痛鬼伯之催促，書窮燭滅，百慨俱集，作勞傷解。

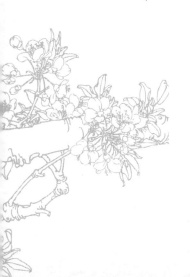

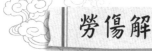

勞傷解

❖中氣

【原文】

脾為己土，以太陰而主升；胃為戊土，以陽明而主降。升降之權，則在陰陽之交，是謂中氣。

【點睛】

脾升胃降，權在中氣。陽從此升，陰從此降，陽升則順，陰降則逆，順而逆，逆而順，則陰陽相交而和合。

此句闡釋中氣為運轉陰陽之本。

【原文】

胃主受盛，脾主消磨，中氣旺則胃降而善納，脾升而善磨，水穀腐熟，精氣滋生，所以無病。脾升則腎肝亦升，故水木不鬱；胃降則心肺亦降，故金火不滯。火降則水不下寒，水升則火不上熱。平人下溫而上清者，以中氣之善運也。

中氣衰則升降窒，腎水下寒而精病，心火上炎而神病，肝木左鬱而血病，肺金右滯而氣病。神病則驚怯而不寧，精病則遺洩而不秘，血病則凝瘀而不流，氣病則痞塞而不宣。四維之病，悉因於中氣。

【點睛】

氣機升降之權，既然握於中氣，故中氣之盛衰，將決

定人平與否。

中氣旺則健運，是以水火、金木之陰陽和，陰陽和則人平。

中氣衰則窒運，是以水火、金木之陰陽離，陰陽離必引起四維之病。

【原文】

中氣者，和濟水火之機，升降金木之軸，道家謂之黃婆。嬰兒姹女（道家稱鉛為嬰兒，水銀為姹女，又分別含有陽、火、心與陰、水、腎）之交，非媒不得，其義精矣。

【點睛】

一切陰陽之對待，皆秉中氣媒合，故中氣為水火和濟、金木交併、嬰姹交媾之媒婆。媒者，和也，為中氣之大本。

水火和濟，亦即坎離交媾。坎為水，離為火。己土東升則水升，水交於火，精交於神；戊土西降則火降，火交於水，神交於精。戊己升降，水火交濟，是為坎離交媾。

金木交併，木者火之母，金者水之母，木火為侶，金水為伴，水火和濟，是以金木交併。木者疏洩，金者降斂，一放一收，和而為一氣一圓，全憑戊己。

嬰姹交媾，亦即乾坤交媾。嬰兒，坎中之陽，是為先天之一陽；姹女，離中之陰，是為先天之一陰。水性下潤而上濟者，因水中坎陽為乾體之一陽也，乾體恆欲親上；火性上炎而下交者，因火中離陰為坤體之一陰也，坤體恆

欲親下。乾體之一陽、坤體之一陰，上下升降往復交媾為一，是以水火和濟、金木交併也。而坎陽、離陰交媾，會於中宮，黃婆之媒合也。

魏伯陽言：「乾坤之大用，盡於坎離；坎離之妙用，歸於戊己。」不讀黃元御、魏伯陽之書，何以洞徹坎離、戊己之妙用？

《四聖心源》通篇詳盡、反覆闡釋交媾之理，以體現中氣為合的思想，合則五行成一行，六氣成一氣，可謂真正悟透道家「守一」之本，所以，黃元御不愧為中醫大家，也可謂是道學大家。

【原文】

醫書不解，滋陰瀉火，伐削中氣，故病不皆死，而藥不一生。蓋足太陰脾以濕土主令，足陽明胃從燥金化氣，是以陽明之燥，不敵太陰之濕。及其病也，胃陽衰而脾陰旺，十人之中，濕居八九而不止也。

【點睛】

既然中氣之盛衰將決定人之健康與否，但是醫書不解，往往滋陰瀉火，火負水勝，中氣困敗。

正如陰易進陽易退，胃陽易衰而脾陰易旺，故十人之中，土濕者多也。

【原文】

胃主降濁，脾主升清，濕則中氣不運，升降反作，清陽下陷，濁陰上逆，人之衰老病死，莫不由此。以故醫家

之藥，首在中氣。中氣在二土之交，土生於火而火死於水，火盛則土燥，水盛則土濕。瀉水補火，扶陽抑陰，使中氣輪轉，清濁復位，卻病延年之法，莫妙於此矣。

【點睛】

黃元御指出：中氣濕而不運，是病機的總綱。濕氣根原，土為水火之中氣，火負水勝，土氣必濕。

故治法總綱即是：瀉水補火，扶脾陽而抑水陰。法於：脾陽旺則水陰負，土燥治水則中氣運。

【原文】

黃芽湯：人參三錢，甘草二錢（炙），茯苓二錢，乾薑二錢，煎大半杯，溫服。

中氣之治，崇陽補火，則宜參、薑，培土瀉水，則宜甘、苓。

其有心火上炎，慌悸煩亂，則加黃連、白芍以清心。腎水下寒，遺洩滑溏，則加附子、川椒以溫腎。肝血左鬱，凝澀不行，則加桂枝、丹皮以舒肝。肺氣右滯，痞悶不通，則加陳皮、杏仁以理肺。

四維之病，另有專方，此四維之根本也。

【點睛】

黃芽湯：瀉水補火，扶脾陽而抑水陰。

《素靈微蘊》：「治中以培升降之用，燥土而撥轉運之機，所謂發千鈞之弩者，由一寸之機，轉萬斛之舟者，由一之木也。」中氣即為人身氣機轉運之中的一寸之機、一樽之木。輕輕撥轉樞機，太極動靜相宜而病治也，這就

是黃氏醫學的崇高境界！

　　茯苓瀉水，乾薑溫土，土燥則中氣旺。人參補戊土之氣。

❖ 陰陽

【原文】

　　中氣升降，是生陰陽，陰陽二氣，上下回周。陰位於下，而下自左升，則為清陽；陽位於上，而上自右降，則為濁陰。清陽生發於木火，則不至於下陷；濁陰收藏於金水，則不至於上逆。清氣之不陷者，陽噓於上也；濁氣之不逆者，陰吸於下也。濁氣不逆，則陽降而化陰，陽根下潛而不上飛；清氣不陷，則陰升而化陽，陰根上秘而不下走。彼此互根，上下環抱，是曰平人。而清氣之左升，賴乎陰中之陽生，陽生則浮動而親上，權在己土；濁陰之右降，賴乎陽中之陰生，陰生則沉靜而親下，權在戊土。戊己升降，全憑中氣，中氣一敗，則己土不升而清陽下陷，戊土不降而濁氣上逆，此陰虛、陽虛所由來也。

【點睛】

　　陰位於下，陽位於上，一定之位。

　　下之陰含陽根，上之陽含陰根；陽根不陷，因於木火，陰根不逆，因於金水。

　　木火浮動而親上，權在己土；金水沉靜而親下，權在戊土。故陰陽上下回周而交為一，戊己司媒婆之職也。戊己失媒婆之職，則陰陽分離而不交，是為陰虛或陽虛之原。

【原文】

陰　虛

陰盛於下而生於上，火中之液，是曰陰根。陰液滋息，爰生金水。陰性沉靜，其根一生，則沉靜而親下者，性也，是以金收而水藏。而金水之收藏，全賴胃土之降，胃土右降，金收於西而水藏於北，陽氣蟄封，此木火生長之根本也。

【點睛】

火中之液，離中之陰，故陰根即為先天之陰。道家認為，離納己土，所以己土即離中之陰。

陽中之陰氣於午時當令，而陽氣的功能退隱於陰氣之內，陽消陰息。

【原文】

胃土不降，金水失收藏之政，君相二火洩露而升炎，心液消耗，則上熱而病陰虛。

【點睛】

陰虛之標：金水失收藏之政。

陰虛之本：胃土不降，陽氣不能入於陰氣之內。

【原文】

人知其金水之虧，而不知其胃土之弱。胃以陽體而含陰魄，旺則氣化而陰生。以氣統於肺而實化於胃，肺氣清降而產陰精，即胃土之右轉而變化者也。是宜降肺胃以助收藏，未可徒滋心液也。

【點睛】

胃足陽明，午也，陽極而陰生。旺則氣化而陰生，正為陽極而陰生之意。

胃土右轉，肺氣清降，自然而產陰精，故陰虛之原在於胃土不降，故治法宜降肺胃以助收藏，未可徒滋心液。

【原文】

地魄湯：甘草二錢（炙），半夏三錢（製），麥冬三錢（去心），芍藥三錢，五味子一錢（研），元參三錢，牡蠣三錢（煅，研）。煎大半杯，溫服。

水為陰，而陰生於肺胃，胃逆而肺金不斂，君相升洩，則心液消亡，而陰無生化之原。麥冬、芍藥，雙清君相之火，半夏、五味，降攝肺胃之逆，元參清金而益水，牡蠣斂神而藏精。

若熱傷肺氣，不能化水，則用人參、黃耆，益氣生水，以培陰精之原。此補陰之法也。

【點睛】

地魄湯，補陰之法。當以旋轉胃土之降為本，轉動樞軸，而不是僅用滋心陰之藥。半夏，降胃，轉動中氣下降。

【原文】

陽　虛

陽盛於上而生於下，水中之氣，是曰陽根。陽氣長養，爰生木火。陽性浮動，其根一生，則浮動而親上者，

性也，是以木生而火長。而木火之生長，全賴脾土之升，脾土左升，木生於東而火長於南，純陽之位，陰氣萌滋，此金水收藏之根本也。

【點睛】

水中之氣，坎中之陽，故陽根即為先天之陽。道家認為，坎納戊土，所以戊土即坎中之陽。

陰中之陽氣於子時當令，而陰氣的功能退隱於陽氣之內，陰消陽息。

【原文】

脾土不升，木火失生長之政，一陽淪陷，腎氣漸亡，則下寒而病陽虛。

【點睛】

陽虛之標：木火失生長之政。

陽虛之本：脾土不升，陰氣不能入於陽氣之內。

【原文】

人知其木火之衰，而不知其脾土之弱。脾以陰體而抱陽魂，旺則血生而神化。以血藏於肝而實生於脾，肝血溫升，而化陽神，即脾土之左旋而變化者也。是宜升肝脾以助生長，不止徒溫腎氣也。

【點睛】

脾足太陰，子也，陰極而陽生。旺則血生而神化，正為陰極而陽生之意。

脾土左旋，肝血溫升，自然而化陽神，故陽虛之原在

於脾土不升，故治法宜升肝脾以助生長，不止徒溫腎氣。

土濕為病機總綱，陰虛、陽虛兩小節中，將土濕病機總綱一分為二，分成肝脾不升、肺胃不降兩大類型。黃元御對所有疾病的分析，皆以土濕、肝脾不升、肺胃不降為基礎。

【原文】

天魂湯：甘草二錢，桂枝三錢，茯苓三錢，乾薑三錢，人參三錢，附子三錢，煎大半杯，溫服。

火為陽，而陽升於肝脾，脾陷而肝木不生，溫氣頹敗，則陽無生化之源。脾陷之根，因於土濕，土濕之由，原於水寒。

甘草、茯苓，培土而瀉濕，乾薑、附子，暖脾而溫腎，人參、桂枝，達木而扶陽。

若肝血虛弱，不能生火，則用歸、地、首烏，以培陽神之原。以火清則神發，血者，神魂之母也。

夫純陽則仙，純陰則鬼。陽盛則壯，陰盛則病。病於陰虛者，千百之一，病於陽虛者，盡人皆是也。後世醫術乖訛，乃開滋陰之門，率以陽虛之人，而投補陰之藥，禍流今古，甚可恨也。

【點睛】

天魂湯，補陽之法。當以旋轉脾土之升為本，轉動樞軸，而不是僅用補腎陽之藥。

甘草、茯苓、乾薑、人參，即為黃芽湯，土燥而脾升，轉動中氣之升。

【原文】

陰　脫

陽自右降，降於坎府，而化濁陰，則又含陽氣，是謂陽根。陽性溫和而升散，陰氣左升而不陷者，有此坎陽以闢之也。其升散之權，全在於脾，脾氣不升，則精血馳走而陰脫。

【點睛】

闢：開的意思。

陰脫：精不交神，而脫於下。

闡釋陰脫之機理。精血馳走，標在於脾氣不升。

【原文】

二十難曰：脫陰者，目盲。目者，陽神所發。陽根於坎，坎水，陰也，而中抱陽氣，坎陽溫升，而生肝木。肝藏血而含魂，魂即血中溫氣之漸靈者。溫化而為熱，則魂化而為神。陽神發露，上開雙竅，而為兩目，目乃陽神之所出入而遊行也。陰脫者，陽根漸敗，精血失藏，魂神不能發露，是以目盲。

【點睛】

陰脫之症，目盲根原。

【原文】

凡人之清旦目盲者，是其陰氣亡脫，定主死期不遠。名為脫陰，而實以陽根之敗。《素問》所謂目受血而能視者，亦是此理。後人不解經義，眼科書數千百部，悉以滋

陰涼血，瀉火伐陽，敗其神明，以致眼病之家，逢醫則盲。醫理玄奧，非上智不解，乃以俗腐庸妄之徒，無知造孽，以禍生靈，可恨極矣！

【點睛】

陽根之敗，就是先天之陽敗。

【原文】

烏肝湯：甘草二錢，人參三錢，茯苓三錢，乾薑三錢，附子三錢（炮），首烏三錢（蒸），芍藥三錢，桂枝三錢。煎大杯，溫服。

【原文】

陽 脫

陰自左升，升於離位而化清陽，則又含陰精，是謂陰根。陰性清肅而降斂，陽氣右降而不逆者，有此離陰以翕之也。其降斂之機，全在於胃，胃氣不降，則神氣飛騰而陽脫。

【點睛】

翕：合的意思。

陽脫：神不交精，而脫於上。

闡釋陽脫之機理。神氣飛騰，標在於胃氣不降。

【原文】

二十難曰：脫陽者，見鬼。仙為純陽，鬼為純陰，人居陰陽之半，仙鬼之交。陽脫則人將為鬼，同氣相感，是

以見之。凡人之白晝見鬼者，是其陽氣亡脫，亦將續登鬼錄矣。

【點睛】

陽脫之症，白晝見鬼之根原。

【原文】

兔髓湯：甘草二錢，人參三錢，五味一錢，半夏三錢，龍骨二錢（煅，研），元參三錢，附子三錢，牡蠣三錢（煅，研）煎大半杯，溫服。

【點睛】

陰不降，則陽不藏，是以水寒，故此用附子，以溫坎陽。

【原文】

陽脫則白日見鬼，陰脫則清旦目盲。陰陽既脫，無方可醫。於其將脫之前，當見機而預防也。

❖ **精神**

【原文】

神胎於魂而發於心，而實根於坎陽；精孕於魄而藏於腎，而實根於離陰。陰根上抱，是以神發而不飛揚；陽根下蟄，是以精藏而不馳走。陽神發達，恃木火之生長，而究賴太陰之升；陰精閉蟄，資金水之收藏，而終籍陽明之降。太陰陽明，所以降金水以吸陽神，升木火以嘘陰精者也。

陽明不降，則火金浮升，而神飄於上；太陰不升，則水木沉陷，而精遺於下。蓋陽中有陰，則神清而善發；陰中有陽，則精溫而能藏。脾陷則精不交神，胃逆則神不交精。陽神飛蕩，故生驚悸，陰精馳走，故病遺洩。

陰升陽降，權在中氣。中氣衰敗，升降失職，金水廢其收藏，木火鬱其生長，此精神所以分離而病作也。培養中氣，降肺胃以助金水之收藏，升肝脾以益木火之生長，則精秘而神安矣。

【點睛】

闡釋精神交媾之機理。

病機一分為二，是為肝脾不升、肺胃不降。精神、氣血此兩節，是運用肝脾不升、肺胃不降兩分法，剖析精神、氣血之病。肝脾不升：精遺、氣積、血瘀、便血、溺血；肺胃不降：神驚、氣滯、吐血、衄血。

【原文】

神　驚

神發於心而交於腎，則神清而不搖。神不交精，是生驚悸，其原由於膽胃之不降。

【點睛】

病之標：神不交精，君相不降。輕者驚悸，重者陽脫。

病之本：胃土不降。

黃元御所述驚悸，意近於眩暈。現代高血壓之症分析，可參悟於此。

【原文】

乙木上行，而生君火，甲木下行，而化相火。升則為君而降則為相，雖異體而殊名，實一本而同原也。相火之降，賴乎胃土，胃氣右轉，陽隨土蟄，相火下根，是以膽壯而神謐。

相火即君火之佐，相火下秘，則君火根深而不飛動，是以心定而神安。

【點睛】

神為君火，神不交精，標因於相火不降而炎心君。

【原文】

胃土不降，相火失根，虛浮驚怯，神宇不寧。緣君相同氣，臣敗而君危，故魂搖而神蕩也。陽神祕藏，則甘寢而善記，陽洩而不藏，故善忘而不寐也。

【點睛】

君相同氣，相火不降，是以臣敗而君危。

君火下藏，則記憶、睡眠好；君火上飄，則記憶、睡眠不好。

【原文】

胃土之不降，由於脾土之濕。足陽明化氣於燥金，性情降而收斂，金收而水藏之，故陽蟄於坎府。濕則胃土上鬱，收令不行，故火洩而陽飛也。

火炎於上，腎水沉寒，陰凝氣結，久而彌堅，歷年增長，狀如懷子，是謂奔豚。奔豚者，腎肝之陰氣聚而不散

者也。水寒木枯，鬱而生風，搖撼不已，則心下悸動。悸見臍下，則根本振搖，奔豚發矣。奔豚上騰，侮土陵心，發作欲死，最為劇證。數年之後，漸而火敗土崩，則人死矣。

大凡脾腎寒濕，無不有驚悸之證，驚悸不癒，必生奔豚積塊。此皆中氣虧損，陰盛陽虛之病也。庸工不解，以為心血不足，乃以歸脾、補心之方，清涼滋潤，助陰伐陽，百不一生，最可傷也。

【點睛】

輕者驚悸、重者奔豚。

【原文】

少陽相火，其性甚烈，而驚悸之家，則陽敗而火熄，非少陽之旺也。其相火極旺，如小建中、炙甘草兩證，乃少陽傷寒將傳陽明，故以芍藥、生地瀉膽胃之燥熱，內傷中此證頗少也。

【點睛】

驚悸，非相火之旺，實為相火之虛也。

【原文】

金鼎湯：甘草二錢，茯苓三錢，半夏三錢，桂枝三錢，芍藥三錢，龍骨二錢，牡蠣三錢。煎大半杯，溫服。

驚悸之證，土濕胃逆，相火不藏，應用茯苓去濕，半夏降胃，桂枝達肝，芍藥斂膽，龍骨、牡蠣，藏精聚神，以蟄陽根。陽降根深，則魂謐神安，驚悸不作矣。

其上熱者，倍芍藥以清膽火。下寒者，加附子以溫腎水。

若病重年深，奔豚凝結，少腹氣塊，堅硬漸寒，此陰邪已盛，緩用附子。當燥土去濕，調其脾胃，後以溫燥之藥，熬膏貼之。詳具奔豚證中。

【原文】

精　遺

精藏於腎而交於心，則精溫而不走。精不交神，乃病遺洩，其原由於肝脾之不升。

【點睛】

病之標：精不交神，肝木不升。輕者精遺，重者陰脫。

病之本：脾土不升。

【原文】

丙火下行而化壬水，癸水上行而化丁火。壬水主藏，陽歸地下者，壬水之蟄藏也。壬水非寒則不藏，陰陽之性，熱則發揚而寒則凝閉，自然之理。壬水蟄藏，陽秘於內，則癸水溫暖。

溫氣左升，是生乙木。升而不已，積溫成熱，是謂丁火。水之生木而化火者，以其溫也。木火生長，陽氣發達，陰精和煦，故不陷流。

【點睛】

壬水蟄藏，陽秘於內，則癸水溫暖，陰精和煦；癸水溫暖，乙木升達，則陰精不遺。

【原文】

壬水失藏，則陽洩而腎寒。水寒不能生木，木氣下鬱，則生疏洩。木以疏洩為性，愈鬱則愈欲洩，以其生意不遂，時欲發舒之故也。

遇夜半陽生，木鬱欲動，則夢交接。木能疏洩而水不蟄藏，是以流溢不止也。甚有木鬱而生下熱，宗筋常舉，精液時流。庸工以為相火之旺，用知母、黃柏瀉之，是益其癸水之寒，而增其乙木之陷也。

【點睛】

乙木疏洩而壬水不藏，是以癸水之精流溢不止。

乙木下陷，是以下熱，甚者宗筋常舉，精液時流，而絕非相火之旺。

要之：神驚是為相火上瀉，精遺是為相火下瀉，皆為相火之虛，而非相火之旺也。故神驚不可以歸脾、補心之方，清涼滋潤，助陰伐陽；精遺不可用知母、黃柏瀉相火，益其癸水之寒，增其乙木之陷也。

【原文】

乙木之升，權在己土。木生於水而實長於土，土運則木達。以脾陽升布，寒去溫回，冰泮春生，百卉榮華故也。蓋戊土西降，則化辛金，北行則化癸水；己土東升，則化乙木，南行則化丁火。

金水之收藏，實胃陰之右轉；木火之生長，即脾陽之左旋也。土濕陽衰，生氣不達，是以木陷而不升。人知壬水之失藏，而不知乙木之不生，知乙木之不生，而不知己

土之弗運,乃以清涼固澀之品,敗其脾陽而遏其生氣,病隨藥增,愈難挽矣。

【點睛】

清涼之性,凝也,固然可以澀精於一時,而病之本實為陽氣之敗不能化陰之上行,是以清涼之治,必不除根。

【原文】

玉池湯:甘草二錢,茯苓三錢,桂枝三錢,芍藥三錢,龍骨二錢,牡蠣三錢,附子三錢,砂仁一錢(炒,研)去皮。煎大半杯,溫服。

遺精之證,腎寒脾濕,木鬱風動。甘草、茯苓,培土瀉濕,桂枝、芍藥,疏木清風,附子、砂仁,暖水行鬱,龍骨、牡蠣,藏精斂神。水土暖燥,木氣升達,風靜鬱消,遺洩自止。

其濕旺木鬱而生下熱,倍茯苓、白芍,加澤瀉、丹皮,瀉脾濕而清肝熱,不可謬用清涼滋潤,敗其脾腎之陽。蓋腎精遺失,洩其陽根,久而溫氣亡脫,水愈寒而土愈濕。火土雙虧,中氣必敗。未有失精之家,陰虛而生燥熱者。其木鬱下熱,脾陽未虧,清其肝火,不至為害。若脾陽已虧,誤用清潤,則土敗而人亡矣。仲景《金匱》亡血失精之意,後人一絲不解也。

靈雪丹:甘草、薄荷、甘遂、朝腦、陽起石、紫蘇葉 各三錢。共研,碗盛,紙䙀口,細錐紙上密刺小孔。另用碟覆碗上,碗邊寬餘半指,黑豆麵固。濟砂鍋底鋪粗砂,加水。坐碗砂上,出水一寸。炭火煮五香,水耗,常

添熱水。水冷取出，入麝香少許，研細。蟾酥少許，人乳浸化。蔥涕，官粉，煉蜜為丸，綠豆大，瓷瓶封收。津水研半丸，掌上塗玉塵頭。約一兩時，塵頂蘇麻，便是藥力透徹。秘精不洩，甚有良功。

若遺洩不止，勢在危急，先煉此藥，封之日落，研塗。一夜不走，腎精保固，徐用湯丸。

❖氣　血

【原文】

氣統於肺，血藏於肝，而總化於中氣。胃陽右轉而化氣，氣降則精生，陰化於陽也；脾陰左旋而生血，血升則神化，陽生於陰也。精未結而魄先凝，故魄舍於肺，氣魄者，腎精之始基也；神未發而魂先見，故魂舍於肝，血魂者，心神之初氣也。

氣，陽也，而含陰魄，是以清涼而降斂；血，陰也，而吐陽魂，是以溫暖而升發。及其魂升而神化，則又降而為氣，魄降而精生，則又升而為血。蓋精血溫升，則蒸騰而化神氣，神氣清降，則灑陳而化精血。精血神氣，實一物也，悉由於中氣之變化耳。

【點睛】

氣，陽也，魄舍於氣，魄，陰也，氣中之魄者，腎精之始基也。

血，陰也，魂舍於血，魂，陽也，血中之魂者，心神之初氣也。

魄為金，魂為木，精為水，神為火，皆異名而實一物。

闡釋氣血、精神、魂魄氣化之機理。

【原文】

火金上熱，則神氣飛揚而不守；水木下寒，則精血洩溢而莫藏。故補養神氣，則宜清涼，而滋益精血，則宜溫暖。

【點睛】

闡釋補益神氣、精血之法。

【原文】

氣秉辛金清涼之性，清則調暢，熱則鬱蒸，暢則沖虛，鬱則滯塞，滯塞而不降，故病上逆。血秉乙木溫暖之性，溫則流行，寒則凝瘀，行則鮮明，瘀則腐敗，腐敗而不升，故病下陷。

氣滯之家，胸膈脹滿，痰嗽喘逆，半緣上中之虛熱；血瘀之人，紫黑成塊，杯碗傾瀉，多因中下之虛寒。下寒則肺氣之降於肝部者，亦遂陷洩而不升；上熱則肝血之升於肺家者，亦遂逆流而不降。

此氣血致病之原也。

【點睛】

氣性清涼，病則熱鬱，是以氣滯；血性溫暖，病則寒凝，是以血瘀。

下溫上清，是謂平人。下寒則下陷，故氣降於肺，未升於肝；上熱則上逆，故血升於肝，未降於肺。是以氣血皆病。

總括氣血四病之機理。

【原文】

氣 滯

肺主藏氣，凡藏府經絡之氣，皆肺家之所播宣也。氣以清降為性，以心火右轉，則化肺氣，肺氣方化，而已胎陰魄，故其性清肅而降斂。實則順降，虛則逆升，降則沖虛，升則窒塞。

君相之火，下根癸水，肺氣斂之也。肺氣上逆，收令不行，君相升洩，而刑辛金，則生上熱。凡痞悶嚘喘，吐衄痰嗽之證，皆緣肺氣不降。而肺氣不降之原，則生於胃，胃土逆升，濁氣填塞，故肺無下降之路。

肺胃不降，君相升炎，火不根水，必生下寒。氣滯之證，其上宜涼，其下宜暖，涼則金收，暖則水藏。清肺熱而降胃逆，固是定法，但不可以寒涼之劑，瀉陽根而敗胃氣。

蓋胃逆之由，全因土濕，土濕則中氣不運，是以陽明不降。但用清潤之藥，滋中濕而益下寒，則肺胃愈逆，上熱彌增，無有癒期也。

【點睛】

病之標：肺金不降而氣滯。

病之本：胃土不降。

肺胃不降，君相升洩，是以上熱。

肺胃不降，君相升炎，火不根水，必生下寒——下寒根原。

【原文】

下氣湯：

甘草二錢，半夏三錢，五味一錢，茯苓三錢，杏仁三錢（泡，去皮尖），貝母二錢（去心），芍藥二錢，橘皮二錢。煎大半杯，溫服。

治滯在胸膈右肋者。

【原文】

氣　積

肺藏氣而性收斂，氣病則積聚而不散，而肝氣之積聚，較多於肺。肺氣積聚，則痞塞於心胸；肝氣積聚，則滯結於臍腹。

蓋氣在上焦則宜降，而既降於下，則又宜升。升者，肝之所司，以肝木主升，生氣旺則氣升，生氣不足，故氣陷而下鬱也。而肝氣之下鬱，總由太陰之弱。以氣秉金令，但能降而不能升，降而不至於下陷者，恃肝木之善達，肝木之善達者，脾土之左旋也。

氣盛於肺胃，而虛於肝脾，故肺氣可瀉，而肝氣不可瀉。氣積於胸膈右肋，宜瀉肺胃以降之；氣積於臍腹左脅，宜補肝脾以升之。此化積調氣之法也。

【點睛】

氣積，即氣滯之重者。

氣積於胸膈右肋：肺胃不降。氣積於臍腹左脅：肝脾不升。

左積，氣虛；右積，氣實。故左積，桂枝、甘草、乾

薑,溫補肝脾以升之;右積,半夏、杏仁、橘皮,降瀉肺胃以降之。

【原文】

達鬱湯:桂枝三錢,鱉甲三錢(醋炙焦,研),甘草二錢,茯苓三錢,乾薑三錢,砂仁一錢。煎大半杯,溫服。

治積在臍腹左脅者。

肺胃積氣,在胸膈右肋,肝脾積氣,在臍腹左脅,皆中氣虛敗之病也。補之則愈悶,破之則愈結。蓋其本益虛,其標益實,破之其本更虛,補之其標更實,是以俱不能效。善治者,肺胃之積,瀉多而補少,肝脾之積,補多而瀉少。半補而半行之,補不至於壅閉,行不至於削伐,正氣漸旺,則積聚消磨矣。

【點睛】

氣:輕者滯,重者積。故氣積以鱉甲破之。無論滯、積,均為中氣之敗。

氣滯、氣積,本在於陽虛,標則多為實。既為本虛,故破之則更虛;既為標實,故補之則更實。補氣不等於行氣,補血不等於行血,半補而半行之,以行為先導,補法方可見效。

【原文】

血 瘀

肝主藏血,凡藏府經絡之血,皆肝家之所灌注也。血

以溫升為性，緣腎水左旋，則生肝血，肝血方生，而已抱陽魂，故其性溫和而升散。實則直升，虛則遏陷，升則流暢，陷則凝瘀。

蓋血中溫氣，化火之本，而溫氣之原，則根於坎中之陽。坎陽虛虧，不能生發乙木，溫氣衰損，故木陷而血瘀。久而失其華鮮，是以紅變而紫，紫變而黑。木主五色，凡肌膚枯槁，目皆青黑者，皆是肝血之瘀。

而肝血不升之原，則在於脾，脾土滯陷，生氣遏抑，故肝無上達之路。

【點睛】

病之標：肝木下陷而血瘀。

病之本：脾土不升。

【原文】

肝脾不升，原因陽衰陰旺，多生下寒。而溫氣抑鬱，火胎淪陷，往往變而為熱。然熱在於肝，而脾腎兩家，則全是濕寒，不可專用清潤。至於溫氣頹敗，下熱不作者，十之六七，未可概論也。

【點睛】

陽衰陰旺，多生下寒，故木氣多寒。然，溫氣抑鬱，火胎淪陷，往往變而為肝熱。

闡釋肝鬱之寒熱氣化機理。

【原文】

血瘀之證，其下宜溫，而上宜清，溫則木生，清則火

長。若木鬱而為熱，乃變溫而為清，而脾腎之藥，則純宜溫燥，無有二法。以脾陷之由，全因土濕，土濕之故，全因水寒。腎寒脾濕，則中氣不運，是以太陰不升。水土濕寒，中氣堙鬱，君相失根，半生上熱。若誤認陰虛，滋濕生寒，夭枉人命，百不一救也。

【點睛】

木鬱為寒、為熱有分途，脾腎則全是濕寒。

【原文】

破瘀湯：甘草二錢，茯苓三錢，丹皮三錢，桂枝三錢，丹參三錢，桃仁三錢（泡，去皮尖），乾薑三錢，首烏三錢（蒸）。煎大半杯，溫服。

【原文】

血　脫

肝藏血而性疏洩，血病則脫亡而不守。未脫之先，溫氣虛虧，凝瘀不流。瘀少則結積而不下，瘀多則注洩而莫藏。凡便溺流漓，崩漏不禁，紫黑成塊，腐敗不鮮者，皆陽虛而木陷，血瘀而弗容也。

【點睛】

血之下脫，肝木下陷而瘀多。

【原文】

蓋木性善達，水土寒濕，生氣不達，是以血瘀。木鬱風動，疏洩不斂，是以血脫，而肺血之脫亡，較多於肝。

肝血下脫，則遺洩於便溺；肺血上流，則吐衄於口鼻。以血在下焦則宜升，而既升於上，則又宜降。

降者，肺之所司，緣肺金主收，收氣盛則血降，收氣不足，故血湧而上溢也。

【點睛】

血遺洩於便溺，是為肝絡之血下陷。

血吐衄於口鼻，是為肺絡之血不斂。

【原文】

而肺血之上溢，總由陽明之虛。以血秉木氣，但能升而不能降，升而不至於上溢者，恃肺金之善斂。肺金之收斂者，胃土之右轉也。

血盛於肝脾，而虛於肺胃，其脫於便溺，則由肝脾之寒，其脫於口鼻，或緣肺胃之熱。而陽衰土濕，中氣頹敗，實為脫血之根。

若專用清涼滋潤，助陰伐陽，以敗中氣，人隨藥殞，百不一生。此非血病之必死，皆粗工之罪也。

【點睛】

血之上溢，標或緣肺胃之熱，而本實為陽衰土濕，胃氣逆升。

血：輕者瘀，重者脫。脫者，絡傷而血溢。

【原文】

衄　血

肺竅於鼻，肺氣降斂，則血不上溢。肺氣逆行，收斂

失政，是以為衄，其原因於胃土之不降。

《靈樞·百病始生》：卒然多食飲，則腸滿。起居不節，用力過度，則絡脈傷。陽絡傷則血外溢，血外溢則衄血。陰絡傷則血內溢，血內溢則後血。衄血者，陽絡之傷，則營血逆流，而衛氣不能斂也。

肺主衛氣，其性收斂，血升而不溢者，賴衛氣斂之。而衛氣之斂，由於肺降，降則收令行也。而肺氣之降，機在胃土，胃土上壅，肺無降路，收令失政，君相升洩，肺金被刑，營血不斂，故病鼻衄。而火炎金傷，不皆實熱，多有中下濕寒，胃逆而火洩者。至於並無上熱，而鼻衄時作，則全因土敗而胃逆，未可清金而瀉火也。

外感傷寒之衄，亦非關火盛。緣寒傷營血，營鬱而衛閉，衛氣壅遏，蓄而莫容，逆循鼻竅，以洩積鬱。衛氣升發，故沖營血，而為衄證。衄則衛鬱洩而表病解，原非火旺金刑之故也。

【點睛】

內傷之因：陽絡傷而血溢，肺胃不降，血外衄於鼻。

外感之因：寒傷營血，衛氣內鬱，積而升發，故沖營血。

【原文】

仙露湯：麥冬三錢，五味一錢，貝母二錢，半夏三錢，柏葉三錢，甘草二錢，芍藥三錢，杏仁三錢。煎大半杯，溫服。

衄血之證，火瀉金刑，氣傷血沸，宜清金斂肺，以回

逆流。而必並降胃氣，降胃必用半夏。近世誤以血證為陰虛，半夏性燥，不宜血家，非通人之論也。

若上熱非盛，而衄證時作，則全因中下濕寒，當加乾薑、茯苓溫燥之藥。若大衄之後，氣洩陽亡，厥逆寒冷，宜加參、耆、薑、附，以續微陽，清潤之藥，切不可用。

【原文】

吐　血

血斂於肺而降於胃，肺氣能收，則鼻不衄，胃氣善降，則口不吐。肺氣莫收，經絡之血，乃從鼻衄；胃氣莫降，藏府之血，因自口吐。而肺氣之斂，亦因胃氣之降，吐衄之證，總以降胃為主。

胃氣不降，原於土濕，土濕之由，原於寒水之旺。水寒土濕，中氣堙鬱，血不流行，故凝瘀而紫黑。蓄積莫容，勢必外脫。

土鬱而無下行之路，是以上自口出。凡嘔吐瘀血，紫黑成塊，皆土敗陽虛，中下濕寒之證。瘀血去後，寒濕愈增，往往食減而不消，飲少而不化。一旦土崩而陽絕，則性命傾殞，故大吐瘀血之家，多至於死。

【點睛】

病之標：肺胃不降，藏府之血上吐。

病之本：陽衰土濕，胃氣不降。

【原文】

其血色紅鮮者，則緣肺熱。然始因上熱，而究變中

寒。以血藏於肝，而肝木生火，心火之熱，即血中之溫氣所化。血去而血中之溫氣亡洩，是以大失血後，寒慄而戰搖也。而其上熱之時，推其中下，亦是濕寒。

蓋君相之火，隨戊土下降，而歸坎水，則上清而下暖。胃土不降，則君相升洩。非戊土之逆，而火何以升！非己土之濕，而胃何以逆！非癸水之寒，而土何以濕！胃逆火瀉，升炎於上，而坎陽絕根，其腎水必寒。寒水氾濫，其脾土必濕，理自然也。

【點睛】

闡釋上熱下寒之機理。

【原文】

若夫零星咯吐，見於痰唾之中者，其證稍緩。以血去非多，則氣洩有限，雖亦中下寒濕，而一時不至困敗。但一遭庸手，久服清潤，敗其中氣，則亦歸死亡耳。

血證是虛勞大病，半死半生，十僅救五。而唐後醫書，皆滋陰瀉火，今古雷同，百不救一，實可哀也。

靈雨湯：甘草二錢，人參二錢，茯苓三錢，半夏三錢，乾薑三錢，柏葉三錢，丹皮三錢煎大半杯，溫服。

治大吐瘀血者。

吐血之證，中下濕寒，凝瘀上湧，用人參、甘草，補中培土，茯苓、乾薑，去濕溫寒，柏葉清金斂血，丹皮疏木行瘀，自是不易之法，尤當重用半夏，以降胃逆。

【點睛】

黃芽湯＋柏葉清金斂血＋丹皮疏木行瘀＋半夏重降胃逆。

【原文】

血本下行，肺胃既逆，血無下行之路，陳鬱腐敗，勢必上湧。舊血既去，新血又瘀，逆行上竅，遂成熟路。再投清潤之藥，助其寒濕，中氣敗亡，速之死矣。

若溫中燥土，令其陽回濕去，復以半夏降逆，使胃氣下行，瘀血既吐，鮮血自不再來。若下寒甚者，蜀椒、附子，亦當大用。

其零星咯吐，紅鮮不凝，雖有上熱，亦非實火，稍加麥冬、貝母，略清肺熱。總以瀉濕培土為主，不可過用苦寒也。

白茅湯：人參二錢，甘草二錢，茯苓三錢，半夏三錢，麥冬三錢（去心），茅根三錢，芍藥三錢，五味子一錢。煎大半杯，溫服。

治零星吐鮮血者。

血之零吐紅鮮者，雖緣土濕胃逆，而肺家不無上熱，瀉濕降逆之中，自宜加清肺之藥。

若相火極旺，則加黃芩而倍芍藥。仲景三黃瀉心湯，是治相火之極旺者。但此等頗少，未易輕用。若上熱不敵下寒之劇，當大溫水土，清潤諸法，切不可用也。

【原文】

便　血

血生於脾，藏於肝，肝脾陽旺，血溫而升，故不下洩。水寒土濕，脾陷木鬱，風動而行疏洩之令，則後脫於大便。

陽氣收斂，則土溫而水暖，其脾濕而腎寒者，庚金之收令不行也。後世以為腸風而用清潤，脾陽愈敗而愈陷，無有止期也。

其肝脾陽敗，紫黑瘀腐，當補火燥土以回殘陽，暖血溫肝而升鬱陷。若痔漏、脫肛之治，亦依此法通之。

【點睛】

陰絡傷而血溢，肝脾不升，血內洩於穀道。

【原文】

桂枝黃土湯：甘草二錢，白朮三錢，附子三錢，阿膠三錢，地黃三錢，黃芩二錢，桂枝二錢，灶中黃土三錢。煎大半杯，溫服。

便血之證，亦因水土寒濕，木鬱風動之故。仲景黃土湯，朮、甘、附子，培土溫寒，膠、地、黃芩，清風瀉火（相火）。黃土燥濕扶脾，法莫善矣。此加桂枝，以達木鬱，亦甚精密。

【原文】

溺 血

水寒土濕，脾陷木鬱，風動而行疏洩，穀道不收，則後洩於大腸，水道不斂，則前淋於小便。

【點睛】

陰絡傷而血溢，肝脾不升，血洩於穀道或水道。

穀道不收，即手陽明大腸庚金不升，升則收斂。

水道不斂，即足太陽膀胱寒水藏令不行。

【原文】

陽氣蟄藏，則土溫而水暖，其脾濕而腎寒者，壬水之藏令不行也。水性蟄藏，木性疏洩，水欲藏而不能藏，是以流漓而不止；木欲洩而不能洩，是以梗澀而不利。緣木愈鬱則愈欲洩，愈欲洩則愈鬱，鬱生下熱，小便赤數。雖火盛之極，而實以脾腎之陽虛。

瀉濕燥土，升木達鬱，自是主法。寒者溫之，熱者清之。然熱在乙木，不在脾土，在肝則宜清涼，至於脾家，但宜溫燥，雖肝熱極盛，不可瀉其脾土也。

【點睛】

熱在乙木，寒在脾土，寒熱錯雜，循循告誡。

【原文】

寧波湯：甘草二錢，桂枝三錢，芍藥三錢，阿膠三錢，茯苓三錢，澤瀉三錢，梔子三錢，髮灰三錢，豬脂（煎，研）。煎大半杯，溫服。

溺血與便血同理，而木鬱較甚，故梗澀痛楚。苓、澤、甘草，培土瀉濕，桂枝、芍藥，達木清風，阿膠、髮灰，滋肝行瘀，梔子利水洩熱。（膀胱之熱）

若瘀血紫黑，累塊堅阻，加丹皮、桃仁之類行之，此定法也。

卷五

病不過內外感傷，而雜病之傳變，百出不窮。感傷者，百病之綱，百病者，感傷之目。譬如水火，源本則合，支派攸分，雖殊途而同歸，實一致而百慮。

先聖既往，此道絕傳，博考方書，乖訛萬狀。縱身若松柏，未必後凋，況資如蒲柳，動輒零謝。申之以雜病之侵凌，益之以群工之毒藥，真輕塵之棲弱草，朝露之落薤上矣。

痛昔親從凋亡，手足傷毀，荒草頹墳，煙籠霧鎖。感念存歿，情何可言，作雜病解。

【點睛】

病機總綱：土氣濕而不運。病機兩目：肝脾不升、肺胃不降。

六氣病機傳變的總規律：水寒為何引起土濕？土濕為何引起木鬱？木鬱為何剋土？土被剋為何己陷戊逆？己陷戊逆為何引起金木不交、水火不濟？金木不交為何引起氣滯血瘀？水火不濟為何引起上熱下寒？上熱為何引起下寒？下寒為何引起土濕？這是一個圓，五行、六氣皆在其中也。

病機辨證之法：五行乘侮與十二經辨證。經有十二，而統於六氣，曉六氣十二經之義，則百病了徹莫逃。十二經氣化之理，前從無人能解，此書《六氣解》中，黃元御以天干為基，五行納甲，並與六氣、十二經完全整合為一體，徹底解決了氣化理論問題。黃元御運用氣化理論，其對疾病的分析入木三分，對疾病的性質斷定一針見血，十分鮮明。

黃元御重新歸納了中醫認識疾病的範疇。百病莫逃於六氣，六氣之病的展開，即各病解中的各門各類的具體疾病。門者、類者，性質也，分門別類，就是區別性質，以判百病之六氣十二經之性。

黃師將中醫已分類的眾多疾病之名，重新進行了分類、梳理，最終歸納為五十餘門疾病，確立了中醫認識疾病的範疇。有此範疇匡郭，中醫辨證乃可循類辯性、章法不亂，不會迷惑於複雜之表象，這是中醫認識疾病的思維方式之一。疾病百變而不離其宗，黃師設六氣、十二經、

門類之宗，實有其背後深義。

　　各病解中，按照病之標、病之本、機理、治法依次展開分析。特點是：病之標、病之本均用一句話指出疾病的性質，一針見血。機理分析依十二經與生剋乘侮辨證，發四聖之未發，圓通而精確。治法方藥之選乃循醫理分析，簡潔輕靈而絲絲入扣，綜觀病解之用藥，區區五六十餘味平常之藥而治內傷雜病，正所謂理明而法簡，用「兵」如神。雖治病，實治氣耳，五六十餘味藥之用，實為用藥中之「氣」也。

　　雜病解上、中卷，主要闡釋內傷雜病；雜病解下卷，主要闡釋外感雜病。

雜病解上

❖鼓脹根原

【原文】

鼓脹者，中氣之敗也。肺主氣，腎主水，人身中半以上為陽，是謂氣分，中半以下為陰，是謂水分。氣盛於上，水盛於下，陰陽之定位也。而氣降則生水，水升則化氣，陰陽互根，氣水循環。究其轉運之樞，全在中氣。中氣一敗，則氣不化水而抑鬱於下，是謂氣鼓；水不化氣而氾濫於上，是為水脹。

【點睛】

鼓脹病，即氣、水轉樞之病。氣水變化之原，在於中氣。

陽升於卯，降於酉，卯酉為界，上為晝（陽），下為夜（陰）。天人一也，人身上下，以臍為界，臍上部為陽，臍下部為陰。

【原文】

《靈樞・營衛生會》：上焦如霧，中焦如漚，下焦如瀆。上焦氣盛，故如霧露之空濛。下焦水盛，故如川瀆之注瀉。而氣水變化之原，出於中焦。中焦者，氣水之交，氣方升而水方降，水欲成氣，氣欲成水，氣水未分，故其形如漚。

氣之化水，由於肺胃，水之化氣，由於肝脾。肺胃右

降則陰生，故清涼而化水。

氣不化水者，肺胃之不降也。肝脾左升則陽生，故溫暖而化氣。水不化氣者，肝脾之不升也。

氣不化水，則左陷於下而為氣鼓；水不化氣，則右逆於上而為水脹。而其根，總因土濕而陽敗，濕土不運，則金木鬱而升降窒故也。

【點睛】

展開詮釋氣、水變化之機理。

臍上部為陽，臍下部為陰，上下陰陽之化，原於金木（卯酉）升降之交，木升則陰升為陽，金降則陽降為陰，是以金木為上下陰陽之界也。此為病之標。

病之本，在於水寒土濕，脾胃不運，是以金木不交。

【原文】

氣　鼓

氣從上降，而推原其本，實自下升，坎中之陽，氣之根也。氣升於肝脾，肝脾左旋，溫暖而化清陽，是氣升於水分也。肝脾不升，陰分之氣塑鬱而下陷，故臍以下腫。木性善達，其發達而不鬱者，水溫土燥而陽升也。水寒土濕，脾陽下陷，肝木不達，抑遏而剋脾土。

肝脾鬱迫而不升運，是以凝滯而為脹滿。肝氣不達，鬱而生熱，傳於脾土。脾土受之，以其濕熱，傳於膀胱。五行之性，病則傳其所勝，勢固然也。土燥則木達而水清，土濕則氣滯不能生水，木鬱不能洩水，故水道不利，加之以熱，故淋澀而黃赤。

【點睛】

氣鼓：臍以下腫。

病之標：肝脾不升，水不化氣。

病之本：水寒土濕，坎陽鬱陷。

臍以下腫：坎陽鬱陷；脹滿：肝不升，脾不運。

水道不利：肺金不降，無以生水，肝木不升，無以洩水。

膀胱濕熱：乙木不達，血中溫氣鬱而生熱，脾濕肝熱，傳於膀胱，是為黃赤。

淋澀：見淋澀根源。

【原文】

脾土既陷，胃土必逆。脾陷則肝木下鬱，胃逆則膽火上鬱。其下熱者，肝木之不升也；其上熱者，膽火之不降也。病本則屬濕寒，而病標則為濕熱，宜瀉濕而行鬱，補脾陽而達木氣，清利膀胱之鬱熱也。

【點睛】

脾土既陷，胃土必逆——陰陽之對待。

病之標：濕熱於上下。

病之本：濕寒於中。

【原文】

桂枝薑砂湯：茯苓三錢，澤瀉三錢，桂枝三錢，芍藥三錢，甘草三錢（炙），砂仁一錢（炒，研），乾薑三錢。煎大半杯，入砂仁，略煎，去渣，入西瓜漿一湯匙，溫服。

【點睛】

砂仁：行鬱，補脾陽。

西瓜漿：清膀胱濕熱。

【原文】

膀胱濕熱，小便紅澀者，加梔子清之。脾肺濕旺，化生鬱濁，腐敗膠黏，不得下行，宜用瓜蒂散，行其痰飲。在下則瀉利而出，在上則嘔吐而出。去其菀陳，然後調之。

續隨子仁，最下痰飲，用白者十數粒，研碎，去油，服之痰水即下。

【點睛】

小便紅澀：加梔子、黃柏清之。

上痰：瓜蒂散，吐之。

下痰：續隨子仁下之。續隨子仁又名千金子。

【原文】

瓜蒂散：瓜蒂二十個（研），赤小豆三錢（研），香豉三錢（研）熱水一杯，煮香豉，令濃，去渣，調二末，溫服。取吐下為度。

病重人虛者，不可服此，當用葶藶散。

【原文】

水　脹

水從下升，而推原其本，實自上降，離中之陰，水之

根也。水降於肺胃，肺胃右轉，清涼而化濁陰，是水降於氣分也。肺胃不降，陽分之水淫泆而上逆，故臍以上腫。

金性喜斂，其收斂而不鬱者，陽明胃土之降也。土濕胃逆，肺無降路，陽分之水，不得下行，陰分之水，反得上泛。水入於肺，宗氣隔礙，則為喘滿；水入於經，衛氣壅阻，則為腫脹。

【點睛】

病之標：肺胃不降，氣不化水。

病之本：土濕胃逆。

上部水腫由兩方面形成：肺胃不降，陽分之水淫泆而上逆。肝脾鬱陷，相火洩於膀胱，膀胱閉癃，則水不歸壑，足太陽經府之水，反得上泛。

水停留於不同部位，病症是不同的──水入於肺，宗氣隔礙，則為喘滿；水入於經，衛氣壅阻，則為腫脹。

【原文】

水生於肺而統於腎，藏於膀胱而洩於肝。腎與膀胱之府，相為表裏。

飲入於胃，脾陽蒸動，化為霧氣，而上歸於肺。肺金清肅，霧氣灑揚，充灌於經絡，薰澤於皮膚，氤氳鬱靄，化為雨露。及乎中焦以下，則注集滂沛，勢如江漢矣。

【點睛】

涉及水循環的藏府功能：

脾陽：水化為霧氣。

肺金：霧氣灑揚，降而為水。水有精有粗──精一部

分化為津液，傳於周身；一部分化為坎精，藏於腎中。粗
為便溺。

膀胱：便溺藏於膀胱。

肝木：便溺洩於肝木。

水循環過程：水——霧氣——津液——傳於周身；

水——霧氣——坎精——藏於腎中；

水——霧氣——便溺——藏於膀胱——

洩於肝木

【原文】

膀胱者，水之壑也。肺氣化水，傳於膀胱，肝氣疏
洩，水竅清通，是以腫脹不作。膀胱之竅，清則開而熱則
閉。《靈樞》：三焦者，入絡膀胱，約下焦，實則閉癃，
虛則遺溺。其虛而遺溺者，相火之下虛也，其實而閉癃
者，非相火之下實也。以腎主蟄藏，腎氣能藏，則相火秘
固而膀胱清；腎氣不藏，則相火洩露而膀胱熱。相火蟄
藏，膀胱清利，是謂之實。膀胱之熱者，相火洩於腎藏而
陷於膀胱也。

【點睛】

壬水之性，寒水主令，故膀胱之竅，寒則開熱則閉。

膀胱之熱，原於相火陷於膀胱。

【原文】

相火藏於腎水，原不洩露，其洩而不藏者，過在乙
木。木性疏洩，疏洩之令暢，則但能洩水而不至瀉火。水

寒土濕，生氣鬱遏，疏洩之令不行，而愈欲疏洩，故相火不得秘藏，洩而不通，故水道不能清利。

【點睛】

病之標：乙木鬱於腎水，衝動而洩其相火於膀胱，膀胱熱而生閉癃。

病之本：水寒土濕。

【原文】

相火之陷，其原在肝，肝氣之陷，其原在脾。

【點睛】

脾陷則肝陷，肝陷則衝動相火，洩於膀胱之中。

【原文】

肝脾鬱陷，合相火而生下熱，傳於己土，己土以其濕熱傳於膀胱，是以淋澀而赤黃也。

【點睛】

闡釋己土濕熱傳導膀胱之機理。

壬水熱而不司蟄藏之令；肝木鬱陷，是以疏洩。藏而不洩，或洩而不藏，淋澀發也。

【原文】

膀胱閉癃，水不歸壑，故逆行於胸腹，浸淫於經絡，而腫脹作焉。

水熱穴論：其本在腎，其標在肺，皆積水也。故水病下為胕腫大腹，上為喘呼不得臥者，標本俱病。

【點睛】

膀胱閉癃，水不歸壑，故逆行於胸腹，浸淫於經絡，而腫脹作焉——解釋了水腫第一段中「陰分之水，反得上泛」的意思。

【原文】

其本之在腎者，宜瀉之於膀胱；其標之在肺者，宜瀉之於汗孔。

汗溺之行，總以燥土疏木為主。水病之作，雖在肺腎兩藏，而土濕木鬱，乃其根本也。

【點睛】

腎中相火洩於膀胱的，導致膀胱閉癃，水逆行於上的，當首先燥土洩水於膀胱。

水逆行於胸腹，浸淫於經絡，當瀉之於汗。

【原文】

苓桂浮萍湯：茯苓三錢，澤瀉三錢，半夏三錢，杏仁三錢，甘草二錢，浮萍三錢，桂枝三錢。煎大半杯，熱服。覆衣，取汗。

中氣虛，加人參，寒加乾薑。肺熱，加麥冬、貝母。

【點睛】

茯苓、澤瀉、甘草：瀉濕燥土

桂枝：達木

浮萍：清涼發汗

【原文】

苓桂阿膠湯：茯苓三錢，澤瀉三錢，甘草二錢，桂枝三錢，阿膠三錢煎。大半杯，熱服。

小便不清，加西瓜漿，熱加梔子。中虛加人參，寒加乾薑。

乙木遏陷，疏洩不行，陽敗土濕，不能制伏水邪，故病腫脹。瀉濕燥土，疏木行水，是定法也。後世八味加減之方，地黃助脾之濕，附子益肝之熱，肝脾未至極敗，服之可效，肝脾病深則不效，而反益其害，最誤人也。

【點睛】

批駁後世八味加減之方。

【原文】

氣位於上，水位於下。氣之在上，雖壅滿鬱遏，而不至於脹，惟下陷而不升，則病氣鼓；水之在下，雖停瘀凝結，而弗至於腫，惟上逆而不降，則病水脹。腫在身半以上者，水脹也；脹在身半以下者，氣鼓也。其一身俱至腫脹者，氣病於下而水病於上也。氣水交病，則氣中亦有積水，水中不無滯氣。總之，氣不離水，水不離氣，氣滯則水凝，水積則氣聚。氣病於下者，其水道必不利；水病於上者，其氣道必不通。仲景《金匱・水氣》之法，腰以上腫，當發其汗，汗發則氣通而水亦洩；腰以下腫，當利小便，便利則水行而氣亦達矣。

【點睛】

引仲景之法：氣水合一，故治氣當亦以治水，治水當

亦以治氣。

❖噎膈根原

【原文】

噎膈者，陽衰土濕，上下之竅俱閉也。脾陽左升，則下竅能開，胃陰右降，則上竅不閉。下竅開，故舊穀善出，上竅開，故新穀善納。新舊遞嬗，出納無阻，氣化循環，所以無病。

其上下之開，全在中氣。中氣虛敗，濕土湮塞，則肝脾遏陷，下竅閉澀而不出，肺胃沖逆，上竅梗阻而不納，是故便結而溺癃，飲礙而食格也。緣氣之為性，實則清空，虛則滯塞。

胃主降濁，脾主升清。胃降則濁氣下傳，上竅清空而無礙，是以善納；脾升則清氣上行，下竅洞達而莫壅，是以善出。胃逆則肺金不降，濁氣鬱塞而不納；脾陷則肝木不升，清氣澀結而不出。以陽衰土濕，中氣不運，故脾陷而杜其下竅，胃逆而窒其上竅。升降之樞軸俱廢，出納之機針皆息也。

其糟粕之不出，全由脾陷而肝鬱，而穀食之不納，則不止胃逆而肺壅，兼有甲木之邪焉。甲木逆行，克賊戊土，土木搏結，肺無下行之路，霧氣堙瘀，化生痰涎，胸膈滯塞，故食噎不下。

肺津化痰，不能下潤，水穀二竅，枯槁失滋，而乙木之疏洩莫遂，故便溺艱澀。總緣中氣不治，所以升降反作，出納無靈也。

【點睛】

病機：陽衰土濕，脾陷胃逆，上下之竅俱閉。

解釋了上竅、下竅之開，與戊己之間的關係——脾陽升則下竅開，胃陰降則上竅開。

其糟粕之不出，全由脾陷而肝鬱——便秘，胃氣降濁，而下竅不開，當用升肝脾之法，不可滋陰。

【原文】

苓桂半夏湯：茯苓三錢，澤瀉三錢，甘草二錢，桂枝三錢，半夏三錢，乾薑三錢，生薑三錢，芍藥三錢。煎大半杯，溫服。

【點睛】

主方為：茯苓三錢，澤瀉三錢，甘草二錢，半夏三錢，乾薑三錢，生薑三錢。戊己可正常升降，則出納之機針運。

【原文】

噎病胸膈滯塞，霧氣淫蒸而化痰飲。上脘不開，加以痰涎膠黏，故食阻不下，法宜重用半夏，以降胃氣。痰盛者，加茯苓、橘皮，行其瘀濁，生薑取汁，多用益善。痰飲極旺，用瓜蒂散，吐其宿痰，下其停飲。胸膈洗盪，腐敗清空，則飲食漸下矣。

【點睛】

痰飲的治法：降胃氣，重用半夏。痰盛者，加茯苓、橘皮、生薑。痰飲極旺，用瓜蒂散。

【原文】

胸膈之痞，緣肺胃上逆，濁氣不降，而其中全是少陽甲木之邪。蓋胃逆則肺膽俱無降路，膽木盤結，不得下行，經氣鬱迫，是以胸脅痛楚，當以甘草緩其迫急，芍藥瀉其木邪，柴胡、鱉甲散其結鬱。若兼風木枯燥，則加阿膠、當歸，滋木清風，其痛自差。

【點睛】

胸膈之痞，原是甲木為邪：甘草、芍藥、柴胡、鱉甲。

風木枯燥：加阿膠、當歸。

【原文】

其大便燥結，糞粒堅硬，緣土濕胃逆，肺鬱痰盛，不能化生津液，以滋大腸。大腸以陽明燥金之府，枯槁失滋，自應艱澀。而陰凝氣閉，下竅不開，重以飲食非多，消化不速，穀滓有限，未能充滿胃腸，順行而下。蓋以肝木鬱陷，關竅堵塞，疏洩之令不行，是以便難。此宜以乾薑、砂仁，溫中破滯，益脾陽而開腸竅，以桂枝達木鬱而行疏洩。乾澀難下者，重用肉蓯蓉，以滑腸竅，白蜜亦佳。木枯血燥，不能疏洩，加阿膠、當歸，滋其風木。

【點睛】

便秘：肺胃不降，是以津液不生，故金氣過燥；肝脾不升，是以下竅不開。故便秘治法，必升肝脾。

【原文】

其小便紅澀，緣肺鬱痰盛，不能生水以滲膀胱，而土

濕木鬱，疏洩不行，故水道不利。此宜苓、澤、桂枝，瀉濕疏木，以通前竅。

甚者，用豬苓湯加桂枝，豬、茯、滑、澤，瀉濕燥土，桂枝、阿膠，疏木清風，水道自利。

噎家痰多溲少，全是土濕。濕土莫運，肝不升達，是以溺癃；肺不降斂，是以痰盛。瀉濕以苓、澤為主，佐以利肺疏肝之品，則痰消而溲長矣。

【點睛】

闡述小便不利的治法。

【原文】

下竅閉塞，濁無洩路，痞鬱胸膈，食自難下。下竅續開，胸膈濁氣，漸有去路，上脘自開。再以疏利之品，去其胸中腐敗，食無不下之理。而上下之開，總以溫中燥土為主。土氣溫燥，胃不上逆，則肺降而噎開；脾不下陷，則肝升而便利矣。

庸工以為陰虛燥旺，用地黃、牛乳滋潤之藥，更可誅者，至用大黃。噎病之人，百不一生，尚可壽及一年者，若服湯藥，則數月死矣。

【點睛】

批駁庸工醫法。

【原文】

醫法失傳，千古不得解人。能悟此理，則病去年增，不得死矣。

❖反胃根原

【原文】

反胃者，陽衰土濕，下脘不開也。飲食容納，賴於胃陰之降，水穀消磨，藉乎脾陽之升。中氣健旺，則胃降而善納，脾升而善磨。水穀化消，關門洞啟，精華之上奉者，清空無滯，是以痰涎不生；渣滓之下達者，傳送無阻，是以便溺不澀。

濕盛陽虧，中氣虛敗，戊土偏衰，則能消而不能受；己土偏弱，則能受而不能消。以陽含陰則性降，降則化陰而司受盛，故胃以陽土而主納；陰含陽則氣升，升則化陽而司消腐，故脾以陰土而主磨。陽性開，陰性閉，戊土善納，則胃陽上盛而竅開；己土不磨，則脾陰下旺而竅閉。水穀善納，上竅常開，所以能食；飲食不磨，下竅常閉，所以善吐。蓋土性回運，氣化無停，新故乘除，頃刻莫間。飲食不磨，勢難久駐，下行無路，則逆而上湧，自然之理也。

【點睛】

反胃：善食而不磨，脾陰旺而下竅常閉。故本在脾陰旺。

【原文】

其便結者，糟粕之傳送無多也。隧竅閉澀，而渣滓有限，不能遽行，蓄積既久，而後破溢而下。下而又閉，閉而又下，零星斷續，不相聯屬。及其遲日延時，傳諸魄門，則糞粒堅硬，形如彈丸。

緣大腸以燥金之府，而肺津化痰，不能下潤，故燥澀而艱難也。

【點睛】

脾陰旺，故下竅開機不利。

【原文】

仲景《金匱》於反胃嘔吐，垂大半夏之法，補中降逆而潤腸燥，反胃之聖方也。若與茯苓四逆合用，其效更神矣。

薑苓半夏湯：人參三錢，半夏三錢，乾薑三錢，茯苓三錢，白蜜半杯。河水揚之二百四十遍，煎大半杯，入白蜜，溫服。

【點睛】

仲景反胃之大半夏方：人參三錢　半夏三錢　白蜜三錢，補中降逆而潤腸燥。實為治標。

黃元御反胃方，在仲景大半夏方的基礎上，加乾薑、茯苓，是因為黃元御認為反胃之根在於脾陰旺，故以乾薑溫脾陽、茯苓利濕燥土，以治本。

【原文】

反胃與噎膈同理，但上脘不閉耳，全以溫中燥濕，降逆開結為主。土燥陽回，飲食消化，自然不吐。穀精下潤，渣滓盛滿，傳送無阻，大便自易。

【點睛】

土燥陽回，下竅開機便利，自然傳送無阻。

【原文】

濕氣滲洩，必由便溺，若肝氣不能疏洩，加桂枝、阿膠，疏木清風。利水滑腸之法，依噎膈諸方，無有異也。

❖ 消渴根原

【原文】

消渴者，足厥陰之病也。厥陰風木與少陽相火，相為表裏。風木之性，專欲疏洩，土濕脾陷，乙木遏抑，疏洩不遂，而強欲疏洩，則相火失其蟄藏。手少陽三焦以相火主令，足少陽膽從相火化氣。手少陽陷於膀胱，故下病淋癃；足少陽逆於胸膈，故上病消渴。緣風火合邪，津血耗傷，是以燥渴也。

【點睛】

淋癃：乙木陷於腎水，風動疏洩，手少陽相火陷於壬水。

消渴：足少陽相火上逆。風火合邪，津血耗傷，是以上病燥渴。

知乙木之陷，可推甲木之逆，陰陽之對待也。

【原文】

淋因肝脾之陷，消因膽胃之逆。脾陷而乙木不升，是以病淋；胃逆而甲木不降，是以病消。脾陷胃逆，二氣不交，則消病於上，而淋病於下。但是脾陷，則淋而不消；但是胃逆，則消而不淋。淋而不消者，水藏而木不能洩也；消而不淋者，木洩而水不能藏也。木不能洩，則肝氣抑鬱而生熱，膀胱熱澀，故溲便不通；水不能藏，則腎陽

洩露而生寒，腎藏寒滑，故水泉不止。

【點睛】

詳解淋、消之機理。甲木逆因於乙木陷，故元御先師治消渴，治足厥陰也。

【原文】

肝木生於腎水而胎心火，火之熱者，木之溫氣所化；木之溫者，水之陽根所發。水主蟄藏，木主疏洩，木虛則遏抑子氣於母家，故疏洩不行，而病淋澀；木旺則盜洩母氣於子家，故蟄藏失政，而善溲溺。

【點睛】

水道不通或水泉不止，取決於水藏與木洩功能的矛盾關係。

【原文】

《素問・氣厥論》：心移熱於肺，肺消。肺消者，飲一溲二，死不治。此上下俱寒，上寒則少飲，下寒則多溲。飲一溲二，是精溺之各半也，是以必死。

《金匱》：男子消渴，小便反多，飲一斗，小便一斗。此下寒上熱，下寒則善溲，上熱則善飲。飲一溲一，是溺多而精少也，則猶可治。渴欲飲水，小便不利者，是消淋之兼病者也。

腎氣丸：地黃二兩八錢，山萸一兩四錢，山藥一兩四錢，丹皮一兩，茯苓一兩，澤瀉一兩，桂枝三錢五分，附子三錢五。分煉蜜丸，梧子大，酒下十五丸，日再服。不

知，漸加。

《金匱》：消渴，飲一斗，小便一斗，上傷燥熱，下病濕寒，燥熱在肝肺之經，濕寒在脾腎之藏。腎氣丸，茯苓、澤瀉，瀉濕燥土，地黃、丹、桂，清風疏木，附子溫腎水之寒，薯蕷、山萸，斂腎精之洩，消渴之神方也。

肝主疏洩，木愈鬱而愈欲洩，洩而不通，則小便不利，洩而失藏，則水泉不止。腎氣丸能縮小便之太過，亦利小便之不通。《金匱》：小便一斗者主之，小便不利者亦主之，以其瀉濕而燥土，清風而疏木也。

豬苓湯：豬苓三錢，茯苓三錢，澤瀉三錢，滑石三錢（研），阿膠三錢。煎大半杯，入阿膠，消化，溫服。

治上消下淋者。

上渴而下淋者，土濕木鬱而生風燥。豬、茯、滑、澤，瀉濕燥土，阿膠滋木清風，解渴通淋之良法也。

若木鬱不能疏洩，宜加桂枝，以達木氣。若消淋兼作而發熱脈浮者，是土濕木鬱而感風邪，當以五苓發其汗也。

桂附苓烏湯：茯苓三錢，澤瀉三錢，桂枝三錢，乾薑三錢，附子三錢，龍骨三錢（煅，研），牡蠣三錢（煅，研），首烏三錢（蒸）。煎大半杯，溫服。

治飲一溲二者。

《素問》飲一溲二，水寒土濕，木氣疏洩，宜苓、澤，瀉濕燥土，薑、附，暖水溫中，桂枝、首烏，達木榮肝，龍骨、牡蠣，斂精攝溺。病之初起，可以救藥，久則不治。

【點睛】

分型立法。病機性質有三：飲少溲多，上下俱寒；飲多溲多，上熱下寒；飲多而不利，上下俱熱。

❖ 顛狂根原

【原文】

顛狂者，即驚悸之重病也。肝為木，其氣風，其志怒，其聲呼。心為火，其氣熱，其至喜，其聲言。肺為金，其氣燥，其志悲，其聲哭。腎為水，其氣寒，其志恐，其聲呻。脾為土，其氣濕，其志憂，其聲歌。氣之方升而未升則怒，已升則為喜，氣之方降而未降則悲，已降則為恐。蓋陷於重淵之下，志意幽淪，是以恐作。方其半陷，則淒涼而為悲，悲者，恐之先機也。升於九天之上，神氣暢達，是以喜生。方其半升，則拂鬱而為怒，怒者，喜之未遂也。

【點睛】

君相不降，輕者驚悸，重者或為奔豚，或為顛狂。

【原文】

凡人一藏之氣偏盛，則一藏之志偏見，而一藏之聲偏發。顛病者，安靜而多悲恐，肺腎之氣旺也；狂病者，躁動而多喜怒，肝心之氣旺也。肺腎為陰，肝心為陽，二十難曰：重陰者顛，重陽者狂，正此義也。而金水之陰旺，則因於陽明之濕寒；木火之陽盛，則因於太陰之濕熱。緣胃土右降，金水所從而下行，濕則不降，金水右滯而生

寒，金旺則其志悲，水旺則其志恐也。脾土左升，木火所
從而上行，濕則不升，木火左鬱而生熱，木旺則其志怒，
火旺則其志喜也。濕寒動則寢食皆廢，悲恐俱作，面目黃
瘦，腿膝清涼，身靜而神迷，便堅而溺澀，此皆金水之旺
也。濕熱動則眠食皆善，喜怒兼生，面目紅肥，臂肘溫
暖，身動而神慧，便調而水利，此皆木火之旺也。

【點睛】

顛病：陰旺；

狂病：陽旺。

【原文】

顛緣於陰旺，狂緣於陽旺。陰陽相判，本不同氣，而
顛者歷時而小狂，狂者積日而微顛。陽勝則狂生，陰復則
顛作，勝復相乘而顛狂迭見，此其陰陽之俱偏者也。

【點睛】

陰陽勝復，是以顛狂迭見。

【原文】

苓甘薑附龍骨湯：半夏三錢，甘草二錢，乾薑三錢，
附子三錢，茯苓三錢，麥冬三錢（去心），龍骨三錢，牡
蠣三錢。煎大半杯，溫服。

有痰者，加蜀漆。

治顛病悲恐失正者。

丹皮柴胡犀角湯：丹皮三錢，柴胡三錢，犀角一錢
（研汁），生地三錢，芍藥三錢，茯苓三錢，甘草二錢

（炙）。煎大半杯，溫服。

有痰者，加蜀漆。

治狂病喜怒乖常者。

勞傷中氣，土濕木鬱，則生驚悸。濕旺痰生，迷其神智，喜怒悲恐，緣情而發，動而失節，乃病顛狂。顛狂之家，必有停痰。痰者，顛狂之標，濕者，顛狂之本。顛起於驚，狂生於悸，拔本塞原之法，不在痰。若宿痰膠固，以瓜蒂散上下湧洩，令臟腑上下清空，然後燥土瀉濕，以拔其本。

【點睛】

痰者，顛狂之標，濕者，顛狂之本。故袪痰（蜀漆、瓜蒂）為標，燥土為本。

❖痰飲根原

【原文】

痰飲者，肺腎之病也，而根原於土濕。肺腎為痰飲之標，脾胃乃痰飲之本。蓋肺主藏氣，肺氣清降則化水；腎主藏水，腎水溫升則化氣。陽衰土濕，則肺氣壅滯，不能化水，腎水凝瘀，不能化氣。氣不化水，則鬱蒸於上而為痰；水不化氣，則停積於下而為飲。大凡陽虛土敗，金水堙菀，無不有宿痰留飲之疾。

【點睛】

痰之標：肺氣不降，則陽分之水鬱蒸於上而為痰；

飲之標：腎陽不升，則陰分之水停積於下而為飲。

痰飲之本：土濕。

肺氣不清，大致有濕、寒、熱、燥之分。

【原文】

清道堵塞，肺氣不布，由是壅嗽發喘，息短胸盛，眠食非舊，喜怒乖常。

【點睛】

痰飲病症。

【原文】

蓋痰飲伏留，腐敗壅阻，礙氣血環周之路，格精神交濟之關，諸病皆起，變化無恆，隨其本氣所虧而發，而總由脾陽之敗。緣足太陰脾以濕土主令，手太陰肺從濕土化氣，濕旺脾虧，水穀消遲，脾肺之氣，鬱而不宣，淫生痰涎。歲月增加，久而一身精氣，盡化敗濁，微陽絕根，則人死矣。

【點睛】

痰飲伏留於經絡，氣血精神不得交濟，故諸病皆起，變化無恆。久者，精華俱敗，微陽絕根。

【原文】

高年之人，平素陽虛，一旦昏憒痰鳴，垂頭閉目，二三日即死。此陽氣敗脫，痰證之無醫者也。其餘百病，未至於此。

【點睛】

高年之人，痰盛而陽虛，一旦昏憒痰鳴，氣血精神交

濟之路阻隔而陰陽分離，是以無醫。

【原文】

悉宜燥土瀉濕，絕其淫泆生化之源，去其瘀塞停滯之物，使之精氣播宣，津液流暢，乃可扶衰起危，長生不死耳。

【點睛】

治法：燥土瀉濕，祛痰瀉水。清道暢通，則精氣播宣，津液流暢。

【原文】

薑苓半夏湯：茯苓三錢，澤瀉三錢，甘草二錢，半夏三錢，橘皮三錢，生薑三錢煎大半杯，溫服。

百病之生，悉由土濕，是以多有痰證，而鼓脹、噎膈、虛勞、吐衄、嗽喘、驚悸之家更甚。原因土濕陽虛，氣滯津凝。法宜燥土瀉濕，利氣行鬱，小半夏加茯苓、橘皮，是定法也。

在上之痰，半成濕熱，在下之飲，純屬濕寒。上下殊方，溫清異制，大要以溫燥水土為主。上熱者，加知母、石膏。下寒者，佐乾薑、附子。痰之陳宿纏綿，膠固難行者，加枳實開之。飲之停瘀臟腑者，上在胸膈，用十棗湯瀉其氣分，下在臍腹，用豬苓湯瀉於水道。流溢經絡者，用五苓散瀉之汗孔。上脘之痰，可從吐出，中脘之痰，可從便下。

若經絡之飲，非使之化氣成津，瀉於汗尿，別無去路

也。一切痰飲，用瓜蒂散吐下之，功效最捷。續隨子仁，驅逐痰飲，亦良物也。

【點睛】

上熱者：加知母、石膏。

下寒者：佐乾薑、附子。

痰之陳宿纏綿，膠固難行者：加枳實開之。

飲之停瘀臟腑者：上在胸膈，用十棗湯瀉其氣分，下在臍腹，用豬苓湯瀉於水道。

流溢經絡者：用五苓散瀉之汗孔。

一切痰飲：用瓜蒂散吐下之，功效最捷。續隨子仁即千金子，驅逐痰飲，亦良物。

❖咳嗽根原

【原文】

咳嗽者，肺胃之病也。胃土右轉，肺金順下，霧氣降灑，津液流通，是以無痰；呼吸安靜，上下無阻，是以不嗽。胃土上逆，肺無降路，霧氣堙塞，故痰涎淫生，呼吸壅礙，則咳嗽發作。其多作於秋冬者，風寒外閉，裏氣愈鬱故也。

【點睛】

病之標：肺胃不降，風寒外閉。內無降路，外無洩路。

【原文】

而胃之所以不降，全緣陽明之陽虛。太陰以己土而生濕，陽明從庚金而化燥。燥敵其濕，則胃降而脾升；濕奪

其燥，則脾陷而胃逆。以燥為陽而濕為陰，陽性運而陰性滯，理自然也。

【點睛】

病之本：胃土濕重。

【原文】

《素問·咳論》：其寒飲食入胃，從肺脈上至於肺則肺寒，肺寒則外內合邪，因而客之，則為肺咳。是咳嗽之證，因於胃逆而肺寒，故仲景治咳，必用乾薑、細辛。

【點睛】

寒咳。

肺氣之寒病機：寒飲入胃，從肺脈上至於肺則肺寒。外感風寒，是以內外合邪。

乾薑祛胃中寒氣，細辛祛肺中寒氣。

【原文】

其燥熱為嗽者，金燥而火炎也。手陽明以燥金主令，燥氣旺則手太陰化氣於庚金而不化氣於濕土，一當胃逆膽升，刑以相火，則壅嗽生焉。然上雖燥熱，而下則依舊濕寒也。

蓋肺胃順降，則相火蟄藏而下溫；肺胃逆升，則相火浮動而上熱。上熱則下寒，以其火升而不降也。緣足太陰之濕盛，則辛金從令而化濕，是生濕嗽；手陽明之燥盛，則戊土從令而化燥，是生燥咳。燥則上熱，濕則下寒。究之，濕為本而燥為標，寒為原而熱為委。悟先聖咳嗽之

義，自得之矣。

【點睛】

燥咳。

肺氣之燥熱病機：土氣濕寒，胃逆膽升，刑以相火，火炎為燥；標為燥嗽，本為濕嗽。

陽盛為燥：手陽明燥氣過盛，戊土從令而化燥，戊土過燥則戊陰失降，是生燥咳。

血虛風燥：血虛風燥，木以侮金，是生肺燥。治以清風潤木之法（此條補黃師之缺漏）。婦女產後，氣血雙虛，尤易血虛風燥，而生乾燥，脈見濡弱者。

【原文】

薑苓五味細辛湯：茯苓三錢，甘草二錢，乾薑三錢，半夏三錢，細辛三錢，五味一錢（研）。煎大半杯，溫服。

咳證緣土濕胃逆，肺金不降。氣滯痰生，竅隧阻礙，呼吸不得順布。稍感風寒，閉其皮毛，肺氣愈鬱，咳嗽必作。其肺家或有上熱，而非脾腎濕寒，不成此病。岐伯之論，仲景之法，不可易也。

【點睛】

其肺家或有上熱，而非脾腎濕寒，不成此病──此句說明肺胃濕寒之氣是咳嗽之原，僅僅肺家上熱而內有降路則不成咳嗽。

治法：溫燥胃之濕寒（甘草、乾薑、茯苓）、溫燥肺之濕寒（細辛）、降胃斂肺（半夏、五味）。

【原文】

其甚者，則為齁喘，可加橘皮、杏仁，以利肺氣。若肺鬱生熱，加麥冬、石膏，清其心肺。若膽火刑金，加芍藥、貝母，以清膽肺。

勞嗽吐血，加柏葉，以斂肺氣。

若感冒風寒，嚏噴流涕，頭痛惡寒，加生薑、蘇葉，以解表邪。

【點睛】

加裁治法：

其甚者：加橘皮、杏仁，以利肺氣。

肺鬱生熱：加麥冬、石膏，清其心肺。（肺氣壅滯，化熱）

膽火刑金：加芍藥、貝母，以清膽肺。（膽火刑金，肺氣燥熱）

勞嗽吐血：加柏葉，以斂肺氣。

感冒風寒，嚏噴流涕，頭痛惡寒：加生薑、蘇葉，以解表邪。

❖肺癰根原

【原文】

肺癰者，濕熱之鬱蒸也。陽衰土濕，肺胃不降，氣滯痰生，胸膈瘀塞，濕鬱為熱，淫泆燻蒸，濁瘀臭敗，腐而為膿。始萌尚可救藥，膿成肺敗則死。此緣濕旺肺鬱，風閉皮毛，衛氣收斂，營鬱為熱，熱邪內閉，蒸其痰涎而化癰膿故也。

【點睛】

病之標：肺胃不降，濕鬱為熱；風愈洩而衛愈斂，是以營熱不得外洩，故營熱內蒸。（肺鬱化熱病機）

病之本：陽衰土濕。

【原文】

蓋風中於表，則腠理疏洩而汗出；熱蒸於裏，則經陽遏閉而惡寒。衛陽外斂，呼氣有出而不入；營陰內遏，吸氣有入而不出。營衛不交，風熱兼作，風邪外傷其皮毛。

皮毛者，肺之合也。濕土鬱滿，肺氣不降，而風襲皮毛，洩其衛氣，衛氣愈洩而愈斂，皮毛始開而終閉。肺氣壅塞，內外不得洩路，痞悶喘促，痰嗽彌增。口乾咽燥，而不作渴，少飲湯水，則津液沸騰，多吐濁沫。熱邪內傷其津血，津血與痰涎鬱蒸，腐化膿穢，吐如米粥。久而肺藏潰爛，是以死也。

【點睛】

內無降路，外無洩路，熱邪傷陰。

【原文】

病生肺部，而根原於胃逆，其胸膈之痛，則是膽木之邪。以胃土不降，肺膽俱無下行之路，膽以甲木而化相火，甲木剋戊土，則膈上作疼，相火刑辛金，則胸中生熱。是宜並治其標本也。

【點睛】

疼、熱之證，甲木剋戊土、相火刑金是為標，本在於

胃逆。

【原文】

蘇葉橘甘橘湯：蘇葉三錢，甘草二錢，桔梗三錢，杏仁三錢，茯苓三錢，貝母三錢，橘皮三錢，生薑三錢。煎大半杯，溫服。胃逆胸滿重，加半夏。

【點睛】

蘇葉、生薑，解表；陳皮、杏仁，降氣。貝母，清金。甘草、茯苓，瀉濕培土。

【原文】

肺癰胸膈濕熱，鬱蒸痰涎，而化癰膿。痰盛宜逐，膿成當瀉。膠痰堵塞，以甘遂、葶藶之屬驅之，膿血腐瘀，以丹皮、桃仁之類排之。劇者用仲景二白散，吐下膿穢，以救藏真，勝於養癰遺害者也。

二白散：桔梗三分，貝母三分，巴豆一分（去皮，炒，研如脂）。為末，飲服半錢匕。虛者減之。

膿在膈上則吐，在膈下則洩。下多，飲冷水一杯，則止。

葶藶大棗瀉肺湯：葶藶（炒黃，研，彈子大），大棗十二枚。水三杯，煮棗，取二杯，去棗，入葶藶，煮取一杯，頓服。

膿未成則痰下，膿已成則膿下。

卷六

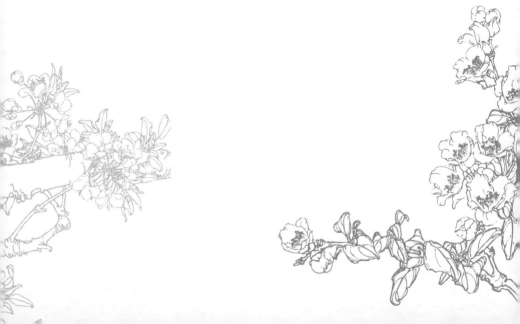

雜病解中

❖腹痛根原

【原文】

腹痛者，土濕而木賊之也。乙木升於己土，甲木降於戊土，肝脾左旋，膽胃右轉，土氣回運而木氣條達，故不痛也。水寒土濕，脾氣陷而胃氣逆，肝膽鬱遏，是以痛作。

【點睛】

病之標：乙木剋己土。

病之本：土濕。

【原文】

蓋乙木上升，是為枝葉，甲木下降，是為根本。脾陷則乙木之枝葉不能上發，橫塞地下而剋己土，故痛在少腹；胃逆則甲木之根本不能下培，盤鬱地上而剋戊土，故痛在心胸。肝膽之經，旁循脅肋，左右並行，而三陽之病，則外歸於經，三陰之病，則內歸於藏。以陰盛於內而陽盛於外，故痛在臟腑者，厥陰之邪，痛在脅肋者，少陽之邪也。至於中氣頹敗，木邪內侵，則不上不下，非左非右，而痛在當臍，更為劇也。

【點睛】

詮釋乙木剋己土、甲木剋戊土之機理。

乙木引起的痛之病位：少腹、臟腑。

甲木引起的痛之病位：心胸、脅肋。

木陷戊己，則痛在當臍。

實際上，足厥陰脈、足少陽脈所循經脈、絡脈、經筋、皮部，都是痛之可能部位。

【原文】

此其中間，有木鬱而生風熱者。肝以風木主令，膽從相火化氣，下痛者，風多而熱少，上痛者，熱多而風少。而究其根原，總屬濕寒。

【點睛】

木鬱當顧及風燥。

【原文】

若有水穀停瘀，當以溫藥下之，仲景大黃附子湯，最善之制也。若宿物留滯，而生鬱熱，則厚朴七物湯，是良法也。如其瘀血堙塞，氣道梗阻，而生痛者，則以破結行瘀之品利之，桂枝茯苓丸、下瘀血湯，酌其寒熱而選用焉。若無宿物，法宜培土疏木、溫寒去濕之劑，大建中、附子粳米、烏頭石脂三方，實諸痛證之準繩也。

【點睛】

總提治法。

【原文】

薑苓桂枝湯：桂枝三錢，芍藥三錢，甘草二錢，茯苓

三錢，乾薑三錢。煎大半杯，溫服。

治脾肝下陷，痛在少腹者。

柴胡桂枝鱉甲湯：柴胡三錢，鱉甲三錢（醋炙），甘草二錢，桂枝三錢，半夏三錢，芍藥三錢，茯苓三錢。煎大半杯，溫服。

治胃膽上逆，痛在心胸者。

胃寒，加乾薑、川椒、附子。

凡心腹疼痛，率因水寒土濕，木氣鬱沖所致。心腹痛劇欲死，四肢冰冷，唇口指甲青白者，宜薑、椒、附、桂，驅寒邪而達木鬱，必重用苓、甘，瀉濕培土，而緩其迫急，其痛自止。肝以風木主令，膽從相火化氣，其間木鬱風動，火鬱熱發，亦往往而有，而推其脾腎，無不濕寒之理。即有風熱兼作，用芍藥、柴、芩，以瀉肝膽，而脾腎之藥，必宜溫燥，此定法也。

【點睛】

芍藥、柴胡、黃芩，瀉肝膽，即為瀉相火、達木鬱。鱉甲，破結行瘀。

【原文】

肝主藏血，風動血耗，乙木枯槁，生意不遂，鬱怒而賊脾土，則生疼痛。若血枯木燥，宜芍藥、阿膠、歸、地、首烏之類，以滋風木。木榮風退，即當減去，不可肆用，以敗土氣。

【點睛】

木燥而生風，芍藥、阿膠、歸、地、首烏滋木息風。

【原文】

血鬱痛作，或內在臟腑，或外在經絡。其證肌膚甲錯，兩目黯黑，多怒而善忘。以肝竅於目，主藏血而華色，血瘀不能外華，故皮膚粗澀而黑黯也。宜用丹皮、桃仁，破其瘀血。

若癥結難開，加䗪蟲、虻蟲之類行之。尋常血瘀，五靈脂、山羊血，功力亦良。

【點睛】

血瘀，按瘀之輕、重立法。

【原文】

飲食停滯，土困木鬱，以致作痛，用仲景溫下之法，大黃、薑、附，瀉其食水。劇者，少加巴霜一二厘，擴清陳宿，功效最捷。一切宿物壅阻，並宜此法。

【點睛】

宿物留滯，溫下而瀉宿滯。故以薑、附配大黃。

❖腰痛根原

【原文】

腰痛者，水寒而木鬱也。木生於水，水暖木榮，生發而不鬱塞，所以不痛。腎居脊骨七節之中，正在腰間，水寒不能生木，木陷於水，結塞盤鬱，是以痛作。木者，水中之生意，水泉溫暖，生意升騰，發於東方，是以木氣根荄下萌，正須溫養，忽而水結冰澌，根本失榮，生氣抑遏，則病腰痛。

【點睛】

病之標：乙木陷於癸水，結塞盤鬱，是以腰痛。

【原文】

腰者，水之所在，腹者，土之所居。土濕而木氣不達，則痛在於腹；水寒而木氣不生，則痛在於腰。然腰雖水位，而木鬱作痛之原，則必兼土病。蓋土居水火之中，火旺則土燥，水旺則土濕，太陰脾土之濕，水氣之所移也。土燥則木達而陽升，土濕則木鬱而陽陷。癸水既寒，脾土必濕，濕旺木鬱，肝氣必陷，陷而不已，墜於重淵，故腰痛作也。

【點睛】

病之本：水寒或水寒土濕。

乙木盤塞於己土，則痛在少腹。乙木陷於癸水，則痛在腰。痛之賊，在於肝木鬱陷。

【原文】

色過而腰痛者，精亡而氣洩也。精，陰也，而陰中之氣，是謂陽根。縱慾傷精，陽根敗洩，變溫泉而為寒冷之淵，化火井而成冰雪之窟，此木枯土敗之原，疼痛所由來也。緣陰陽生長之理，本自循環，木固生火，而火亦生木。少陰之火，升於九天之上者，木之子也；少陽之火，降於九地之下者，木之母也。其生於水者，實生於水中之火。水中之陽，四象之根也，《難經》所謂腎間動氣，生氣之原也。

【點睛】

病之標：縱慾傷精，陽根敗洩。

病之本：陽洩則水寒。

少陽之火，是為相火，坎中之陽。坎陽左升，是為乙木，乙木升於離位，是為少陰君火。

【原文】

桂枝薑附阿膠湯：茯苓三錢，桂枝三錢，甘草二錢，乾薑三錢，附子三錢，阿膠三錢（炒，研）。煎大半杯，溫服。

❖奔豚根原

【原文】

奔豚者，腎家之積也。平人君火上升而相火下蟄，火分君相，其實同氣。君相皆蟄，則腎水不寒。火之下蟄，實賴土氣，胃氣右降，金水收藏，則二火沉潛而不飛揚。土敗胃逆，二火不降，寒水漸沍，陰氣凝聚，久而堅實牢硬，結於少腹，是謂奔豚。《難經》：腎之積，曰奔豚是也。

【點睛】

病之標：腎水寒凝。

病之本：土敗胃逆，君相不降，腎水寒凝。

【原文】

水邪既聚，逢鬱則發，奔騰逆上，勢如驚豚，腹脅心

胸諸病皆作。氣衝咽喉，七竅火發，危困欲死，不可支
也。及其氣衰而還，諸證乃止。病勢之凶，無如此甚。

【點睛】

腎水寒凝，木鬱則發。

【原文】

然積則水邪，而發則木氣。其未發也，心下先悸，至
其將發，則臍下悸作。以水寒木鬱，則生振搖，枝葉不
寧，則悸在心下；根本不安，則悸在臍間。臍上悸生者，
是風木根搖，故發奔豚。

【點睛】

輕者驚悸，重者奔豚。

【原文】

仲景「霍亂」：若臍上築者，腎氣動也。腎氣者，風
木搖撼之根，而論其發作，實是木邪。木邪一發，寒水上
陵，木則剋土，而水則刑火。火土雙敗，正氣賊傷，此奔
豚所以危劇也。

悸者，風木之鬱沖，驚者，相火之浮宕。火不勝水，
五行之常，所恃者，於土溫燥，制伏陰邪，培植陽根，蟄
於坎府，根本不拔，則膽壯而神謐。

土濕陽衰，不能降蟄相火，陽根洩露，飄越無依，寒
水下凝，陰邪無制，巨寇在側，而身臨敗地，故動惕荒
懸，迄無寧宇。凡驚悸一生，即為奔豚欲發之兆，不可忽
也。

　　茯苓桂枝甘草大棗湯：茯苓一兩，桂枝四錢，甘草二錢，大棗十五枚。甘瀾水四杯，先煎茯苓，減二杯，入諸藥，煎大半杯，溫服，日三劑。

　　作甘瀾水法：大盆置水，以勺揚之千百遍，令水珠散亂，千顆相逐，乃取用之。

　　治汗後亡陽，臍下悸動，奔豚欲作者。

　　桂枝加桂湯：桂枝五錢，芍藥三錢，甘草二錢，生薑三錢，大棗四枚。煎大半杯，溫服。

　　治奔豚方作，氣從少腹上衝心部者。

　　奔豚湯：甘草二錢，半夏四錢，芍藥二錢，當歸二錢，黃芩二錢，生薑四錢，芎藭二錢，生葛五錢，甘李根白皮三錢。煎大半杯，溫服。

　　治奔豚盛作，氣上衝胸，頭疼腹痛，往來寒熱者。

　　奔豚之生，相火升洩，腎水下寒，不能生木。風木鬱沖，相火愈逆，故七竅皆熱。少陽經氣，被陰邪鬱迫，故有往來寒熱之證。芎、歸疏肝而滋風木，芩、芍瀉膽而清相火，奔豚既發，風熱上隆，法應先清其上。

　　龍珠膏：川椒五錢，附子五錢，烏頭五錢，巴豆三錢（研，去油），桂枝五錢，茯苓八錢，牡蠣五錢，鱉甲五錢。芝麻油、黃丹熬膏，加麝香、阿魏，研細，布攤，貼病塊。

　　奔豚已結，氣塊堅硬，本屬寒積。但陰邪已盛，稍服附子溫下，寒邪不伏，奔豚必發。以邪深藥微，非附子之過也。不治，則半年一載之間，必至殞命。

　　此宜溫燥脾胃，去其中焦濕寒。土燥陽回，力能制

水，然後以此膏貼之。寒消塊化，悉從大便而出，滑白黏聯，狀如凝脂。濁瘀後洩，少腹鬆軟，重用附子暖水，然後乃受。

【點睛】

奔豚，是為寒積。

❖ 瘕疝根原

【原文】

瘕疝者，腎肝之積也。木生於水，水之為性，得陽和而冰泮，遭陰肅而凍合，冰泮則木榮，凍合則木枯。腎水漸寒，木氣鬱遏，壅腫結硬，根於少腹而盤於陰丸，是謂寒疝。

【點睛】

病之標：腎水之寒，肝木之枯。

【原文】

水凝則結，而為內寒，木鬱則發，而為外熱。內寒盛則牢堅而不出，外熱作則奔突而不入。大小無常，動止莫測，病發則痛楚欲死，性命攸關，非細故也。

【點睛】

水寒木枯，風木鬱盛則發。

【原文】

此腎肝之邪，而實原於任脈。《素問‧骨空論》：任脈為病，男子內結七疝，女子帶下瘕聚。任者，諸陰之統

任。少陰厥陰之氣，總原於任脈。腎中陽秘，則冰消凍釋，任中無固結之邪；腎中陽洩，水寒木鬱，陰氣凝滯，乃成疝瘕帶下之疾。腎性蟄藏，肝性疏洩，水氣旺則結而為疝瘕，木氣旺則流而為帶下，無二理也。任為陰而督為陽，男則督旺，女則任旺，故男子之疝氣猶少，而女子之瘕帶最多。

【點睛】

病之經絡：水寒木枯，任脈為寒。

法宜溫水木之寒，散腎肝之結。結寒溫散，瘕疝自消。仲景大烏頭煎、烏頭桂枝二方，乃此病之良法也。

腎囊偏墜者，謂之狐疝，是肝木之鬱陷，臃腫硬大，常出而不入者。其時時上下者，謂之狐疝，言如狐狸之出沒無常也。

【原文】

茱萸澤瀉烏頭桂枝湯：吳茱萸三錢（炮），澤瀉三錢，烏頭三錢（炮），桂枝三錢，芍藥三錢，甘草二錢，生薑三錢，大棗四枚。煎大半杯，溫服。

仲景烏頭桂枝湯，用烏頭湯一杯，桂枝湯半杯，合煎，取一杯，分五服。不知，再服。其知者，如醉狀，得吐為中病。今加茱萸、澤瀉，去其寒濕，以絕疝瘕之根。

其臃腫偏墜者，用此藥湯熱洗之，或用藥末，盛袋中，熱熨之，日作數次，令其囊消而止。其狐疝之偏有大小，時時上下者，仲景用蜘蛛散，亦良。

蜘蛛散：蜘蛛十四枚（炒焦），桂枝五分。研末，取

八分一匕，飲和，日再服。蜜丸亦可。

❖ 積聚根原

【原文】

積聚者，氣血之凝瘀也。血積為癥，氣積為瘕。《金匱》：婦人宿有癥病，經斷未及三月，而得漏下不止，胎動在臍上者，此為癥痼害，所以血不止者，其癥不去故也。緣瘀血癥聚，不在子宮，三月胎長，與癥痼相礙，故血阻而下，是癥病之為血也。

《傷寒》：陽明病，若中寒，不能飲食，小便不利，手足濈然汗出，此欲作痼瘕，必大便初硬後溏。所以然者，以胃中冷，水穀不別故也。緣寒氣凝結，水穀不消，則大便洩利，《難經》謂之大瘕洩，是瘕病之為氣也。

【點睛】

病之機理：凝者，血瘀之重者。氣血凝瘀，不得營周，凝於經絡何處，則病標在何處。經絡之於氣血，猶如宮室之於主人，宮室既毀，主人豈無危乎？

【原文】

癥瘕之病，多見寒熱。以氣血積聚，陽不外達，故內鬱而發熱；陰不內斂，故外束而惡寒。氣統於肺，血藏於肝，氣聚者，多下寒，血積者，多上熱。蓋離陰右降而化金水，及其成水，而又抱陽氣，故下焦不寒。氣聚則金水失其收藏，陽不下蟄，是以寒生。坎陽左升而化木火，及其成火，而又含陰精，故上焦不熱。血積則木火失其生

長，陰不上根，是以熱作。

【點睛】

營積者，陰中之陽不外達，陽內鬱而發熱；衛聚者，陽中之陰不內斂，陰外束而惡寒。故表有寒熱。

血積者，坎陽不升，水不濟火，故上熱；氣聚者，離陰不降，火不濟水，故下寒。故裏生寒熱。

【原文】

血性溫暖而左升，至右降於金水，則化而為清涼。血之左積者，木之不溫也；血之右積者，金之不涼也。氣性清涼而右降，至左升於木火，則化而為溫暖。氣之右聚者，金之不清也；氣之左聚者，木之不暖也。而溯其原本，總原於土。己土不升，則木陷而血積；戊土不降，則金逆而氣聚。中氣健運而金木旋轉，積聚不生，癥瘕弗病也。

【點睛】

戊己迴旋，則金木升降；龍虎迴環，則氣血營周。

故中氣健運而金木旋轉，積聚不生，癥瘕弗病。

【原文】

化堅丸：甘草二兩，丹皮三兩，橘皮三兩，桃仁三兩，杏仁三兩，桂枝三兩。煉蜜、陳醋丸，酸棗大，米飲下三五丸，日二次。

若癥瘕結硬難消，須用破堅化癖之品。內寒加巴豆、川椒，內熱加芒硝、大黃。

【點睛】

桃仁、桂枝，破血達木；丹皮，涼血；橘皮、杏仁，破氣降逆。

【原文】

積聚之病，不過氣血。左積者，血多而氣少，加鱉甲、牡蠣；右聚者，氣多而血少，加枳實、厚朴。總之，氣不得血則不行，血不得氣則不運。氣聚者，血無有不積，血積者，氣無有不聚，但有微甚之分耳。其內在臟腑者，可以丸癒，外在經絡者，以膏藥消之。

【點睛】

破堅化癖，左加鱉甲、牡蠣，右加枳實、厚朴，以通氣血環周之路。此為治標，以救宮室。

【原文】

化堅膏：歸尾四錢，鱉甲八錢，巴豆四錢（研），黃連四錢，三棱四錢，莪朮四錢，山甲一兩二錢，筋餘一錢，以上八味，用芝麻油一斤、淨丹八兩，熬膏。

硼砂四錢，硇砂四錢，阿魏六錢（炒，研），麝香二錢，人參四錢，三七四錢，山羊血四錢，肉桂四錢。以上八味，研細，入膏，火化，攪勻。稍冷，傾入水盆，浸二三日，罐收，狗皮攤。皮硝水熱洗皮膚，令透，拭乾，生薑切搓數十次，貼膏。一切癖塊積聚，輕者一貼，重者兩貼，全消。漸貼漸小，膏漸離皮，未消之處，則膏黏不脫。

忌一切發病諸物，惟豬、犬、鴨、鳧、有鱗河魚、菘、韭、米、麵不忌。其餘海味、雞、羊、黃瓜，凡有宿根之物，皆忌。若無鱗魚、天鵝肉、母豬、蕎麥、馬齒莧，則忌之終身。犯之，病根立發。若癖塊重發，則不可救矣。

❖蛔蟲根原

【原文】

蛔蟲者，厥陰肝木之病也。木鬱則蟲生，肝鬱則蟲化。木以水為母而火為子，乙木升於己土，胎於癸水而生君火，水升而化清陽，是以火不上熱；甲木降於戊土，胎於壬水而生相火，火降而化濁陰，是以水不下寒。肝升而膽降，火清而水暖，木氣溫暢，故蠱蛔不生，以其土運而木榮也。

土濕脾陷，不能榮達肝木，子母分離，寒熱不交。木以水火中氣，堙於濕土，不得上下調濟，由是寒熱相逼，溫氣中鬱，生意盤塞，腐蠱朽爛而蛔蟲生焉。

凡物濕而得溫，覆蓋不發，則鬱蒸而蟲化，或熱或寒，不能生也。故蟲不生於寒冰熱火之中，而獨生於濕木者，以木得五行之溫氣也。

溫氣中鬱，下寒上熱，故仲景烏梅丸方，連、柏與薑、附並用，所以清子氣之上熱，溫母氣之下寒也。不去中下之濕寒，而但事殺蛔，土敗木枯，則蛔愈殺而生愈繁。此當溫燥水土，以暢肝木，則蛔蟲掃跡而去矣。醫書殺蟲之方，百試不效者也。

【點睛】

病之標：乙木陷於己土，乙木濕熱，是生蛔蟲。

乙木或熱或寒，不生蛔蟲。

【原文】

烏苓丸：烏梅百枚（米蒸，搗膏），人參二兩，桂枝二兩，乾薑二兩，附子二兩，川椒二兩（去目，炒），當歸二兩，茯苓三兩。煉蜜同烏梅膏，丸梧子大，每服三十丸，日二次。

若蟲積繁盛者，加大黃二兩，巴霜二錢，下盡為佳。

蛔蟲生化，原於土濕木鬱，法以燥土疏木為主。線白蟲證，是肝木陷於大腸，木鬱不達，是以肛門作癢。蟲生大腸之位，從庚金化形，故其色白。而木陷之根，總由土濕，當於燥土疏木之中，重用杏仁、橘皮，以瀉大腸滯氣，佐以升麻，升提手陽明經之墜陷也。

【點睛】

治法：

蛔蟲生化：法以燥土疏木為主。

線白蟲證：是肝木陷於大腸，蟲生大腸之位。肝木不升，則手陽明大腸庚金之氣陷，陷則滯，故重用杏仁、橘皮，破庚金大腸滯氣；升麻，升提手陽明之陷。

❖便堅根原

【原文】

便堅者，手足陽明之病也。手陽明以燥金主令，足陽

明從燥金化氣，故手足陽明，其氣皆燥。然手陽明，燥金也，戊土從令而化燥；足太陰，濕土也，辛金從令而化濕。土濕者，能化戊土而為濕，不能變庚金之燥；金燥者，能化辛金而為燥，不能變己土之濕。以從令者易化，而主令者難變也。

故傷寒陽明之便結，腸胃之燥者也；反胃噎膈之便結，胃濕而腸燥者也。傷寒陽明之便結，腸胃之熱燥者也；反胃噎膈之便結，胃之寒濕，而腸之寒燥者也。

【點睛】

病機兩種：

陰虛便結：腸胃本氣之燥。

陽虛便結：胃濕而腸燥，胃濕而逆，肺無降路，無以化生津液，故腸燥。

【原文】

以陽主開，陰主闔，陽盛則隧竅開通而便堅，陰盛則關門閉澀而便結。凡糞若羊矢者，皆陰盛而腸結，非關火旺也。蓋腎司二便，而傳送之職，則在庚金，疏洩之權，則在乙木。陰盛土濕，乙木鬱陷，傳送之竅既塞，疏洩之令不行。大腸以燥金之府，閉澀不開，是以糟粕零下而不黏聯，道路梗阻而不滑利，積日延久，約而為丸。其色黑而不黃者，水氣旺而土氣衰也。

此證仲景謂之脾約，脾約者，陽衰濕盛，脾氣鬱結，不能腐化水穀，使渣滓順下於大腸也。誤用清潤之劑，脾陽愈敗，則禍變生矣。

【點睛】

大腸庚金，職在傳送；肝乙木，權在疏洩。

【原文】

阿膠麻仁湯：生地三錢，當歸三錢，阿膠三錢（研），麻仁三錢（研）。煎一杯，去渣，入阿膠，火化，溫服。

治陽盛土燥，大便堅硬者。

結甚，加白蜜半杯。胃熱，加芒硝、大黃。精液枯槁，加天冬、龜膠。

【點睛】

治法：陰虛便秘者，滋陰也。

【原文】

肉蓯蓉湯：肉蓯蓉三錢，麻仁三錢，茯苓三錢，半夏三錢，甘草二錢，桂枝三錢。煎一杯，溫服。

治陽衰土濕，糞如羊矢者。

凡內傷雜病，糞若羊矢，結澀難下，甚或半月一行，雖係肝與大腸之燥，而根緣土濕。以脾不消磨，穀精堙鬱而化痰涎，肝腸失滋，鬱陷而生風燥故也。法宜肉蓯蓉滋肝潤腸，以滑大便。一切硝、黃、歸、地、阿膠、龜板、天冬之類，寒胃滑腸，切不可用。

【點睛】

治法：陽虛便秘者，燥土瀉濕、升達肝木、潤腸滑便。

❖ 洩利根原

【原文】

洩利者,肝脾之陷下也。穀入於胃,脾陽升磨,精華歸於五藏而化氣血,糟粕傳於大腸而為大便。水入於胃,脾陽消克,化為霧氣,上歸於肺,肺氣降灑,化而為水,注於膀胱而為小便。水入膀胱而不入大腸,而後糟粕之後傳者,不至於滑洩。

水之消化,較難於穀,陽衰土濕,脾陽陷敗,不能蒸水化氣,則水穀混合,下趨二腸,而為洩利。

【點睛】

病之標:肝脾下陷,水不得化氣,而直入二腸。

病之本:陽衰土濕。

【原文】

穀貯於大腸,水滲於膀胱,而其疏洩之權,則在於肝。今水入二腸而不入膀胱,則乙木疏洩之令,不行於膀胱而行於大腸,是以洩而不藏也。蓋木生於水而長於土,水寒則生氣不旺,而濕土鬱陷,又復遏其發育之機,生長之意不遂,怒而生風,愈欲疏洩。膀胱空虛,既無可洩之物,大腸盈滿,水穀停積,故乙木後洩而為下利。緣木氣抑遏,鬱極而發,為濕土所限,不能上達,勢必下行,行則水穀摧注而下故也。

其發之過激,衝突臟腑,則生疼痛。奔衝牴觸,而不得上達,盤鬱結塞,則生脹滿。其一切諸證,皆緣土敗而

木賊也。

【點睛】

水穀疏洩之權，在於肝木。

【原文】

苓蔻人參湯：人參二錢，甘草二錢，白朮三錢，乾薑三錢，茯苓三錢，肉蔻一錢（煨，研），桂枝三錢。煎大半杯，溫服。

大便寒滑不收，小便熱澀不利，加石脂以固大腸，粳米以通水道。

洩利緣腸胃寒滑，法以仲景理中為主，而加茯苓燥土，肉蔻斂腸，桂枝疏木，洩利自止。若滑洩不禁，則用桃花湯，乾薑溫其濕寒，石脂固其滑脫，粳米益其中氣而通水道，無有不癒也。

洩利之原，率因脾腎寒濕，法宜溫燥。間有木鬱而生風熱者，投以溫燥，洩利愈加。然乙木雖為風熱，而己土則是濕寒，宜清潤其肝而溫燥其脾。

仲景烏梅丸方，連、柏與椒、薑、桂、附並用，治蛔厥而兼久利，最善之方也。

【點睛】

兼症治法。

【原文】

《傷寒》：太陽與少陽合病，自下利者，與黃芩湯。若嘔者，與黃芩半夏生薑湯。以少陽甲木從相火化氣，其

經本隨陽明下降，甲木不降，上逆而剋戊土，戊土壅遏，水穀盛滿莫容，於是吐利皆作。膽胃鬱迫，相火升炎而生燥熱。此黃芩湯證也。

《傷寒》：厥陰之為病，消渴，氣上衝心，心中疼熱，飢而不欲食，食則吐蚘，下之利不止。緣厥陰之經，木鬱風動，津液耗損，故見消渴。風木鬱沖，故心中疼熱。下洩脾陽，乙木愈鬱，己土被賊，故下利不止。此烏梅丸證也。少陽之利，但有上熱，故第用芩、芍以清膽火；厥陰之利，兼有下寒，故以連、柏清上，而並以薑、附溫下。此雖傷寒之病，而亦雜證所時有，凡洩利之不受溫燥者，皆此證也。

雜證濕寒者多，燥熱者少，千百之中，偶爾見之，不得與傷寒少陽之利同法治也。

【點睛】

少陽之利：甲木不降，上逆而克戊土；甲木不降，乙木必陷，是以肝脾下陷而下利。

【原文】

洩利之家，肝脾下陷，則肺胃必上逆。胃逆不能降攝甲木，肺逆不能收斂相火，相火上炎，多生上熱。久洩不已，相火鬱升，往往喉舌生瘡。瘡愈則利作，利止則瘡發。口瘡者，膽胃之逆甚，下利者，肝脾之陷劇也，迭為盛衰，累年不癒。是宜溫燥水土，驅其濕寒，下利既瘳，口瘡亦平。庸工見其口瘡而清上熱，則脾陽益洩，利愈加而瘡愈增矣。

【點睛】

口瘡、喉瘡、舌瘡者，膽胃之逆甚。

喉舌生瘡，法當溫燥水土，驅其濕寒，口瘡皆平。

❖ 痢疾根原

【原文】

痢疾者，庚金乙木之鬱陷也。

金主氣而木主血，金生於土，木生於水，水溫土燥，則金融而氣調，木榮而血暢。水寒土濕，不能升庚金而達乙木，則金木俱陷。

【點睛】

病之標：乙木陷於庚金，而庚金亦陷。

病之本：水寒土濕，陽虛。

【原文】

魄門者，腎之所司，而陽明燥金之府也。金性斂而木性洩，其出而不至於遺矢者，庚金斂之也；其藏而不至於閉結者，乙木洩之也。濕土與金木俱陷，則金愈鬱而愈欲斂，木愈鬱而愈欲洩。金愈欲斂，故氣滯而不通，木愈欲洩，故血脫而不藏。

木氣疏洩，而金強斂之，隧路梗阻，傳送艱難，是以便數而不利。金氣凝澀，而木強洩之，滯氣纏綿，逼迫而下，血液脂膏，剝蝕摧傷，是以腸胃痛切，膿血不止。其滑白而晶瑩者，金色之下洩，其後重而腥穢者，金氣之脫陷也。久而膏血傷殘，臟腑潰敗，則絕命而死矣。

【點睛】

庚金、乙木正常的氣機均為升，庚金升則斂，乙木升則洩。

斂強於洩，則便數而不利；洩強於斂，則血液脂膏，剝蝕摧傷。斂洩平衡，則痢疾不生。

【原文】

此其病濕寒為本，而濕熱為標。病在少陰，則始終皆寒，病在厥陰，則中變為熱。

故仲景於少陰膿血，用桃花湯，於厥陰下重，用白頭翁湯。緣水病則生寒，木病則生熱，而寒熱之原，總歸於太陰之濕。蓋土濕而水侮之，則鬱而為濕寒，土濕而木剋之，則鬱而為濕熱之故也。

【點睛】

水侮土，則濕鬱而為濕寒，木剋土，則濕鬱而為濕熱。水侮土、木剋土因於土濕，故寒熱之原，總歸於太陰之濕。

少陰、厥陰，寒熱不同。

【原文】

桂枝蓯蓉湯：甘草二錢，桂枝三錢，芍藥三錢，丹皮三錢，茯苓三錢，澤瀉三錢，橘皮三錢，肉蓯蓉三錢。煎大半杯，溫服。

濕寒加乾薑，濕熱加黃芩，後重加升麻。

痢家肝脾濕陷，脂血鬱腐，法當燥濕疏木，而以蓯蓉

滋肝滑腸，盡行腐瘀為善。若結澀難下，須用重劑蓯蓉，蕩滌陳宿，使滯開痢止，然後調其肝脾。其脾腎寒濕，則用桃花湯溫燥己土。其木鬱生熱，則用白頭翁涼瀉肝脾，濕熱自當應藥而瘳也。

❖淋瀝根原

【原文】

淋瀝者，乙木之陷於壬水也。膀胱為太陽寒水之府，少陽相火隨太陽而下行，絡膀胱而約下焦，實則閉癃，虛則遺溺。相火在下，逢水則藏，遇木則洩。癸水藏之，故洩而不至於遺溺；乙木洩之，故藏而不至於閉癃，此水道所以調也。

【點睛】
病之標：乙木陷於壬水。

【原文】

水之能藏，賴戊土之降，降則氣聚也；木之能洩，賴己土之升，升則氣達也。胃逆而水不能藏，是以遺溺；脾陷而木不能洩，是以閉癃。淋者，藏不能藏，既病遺溺，洩不能洩，又苦閉癃。

水欲藏而木洩之，故頻數而不收；木欲洩而水藏之，故梗澀而不利。木欲洩而不能洩，則溲溺不通；水欲藏而不能藏，則精血不秘。

緣木不能洩，生氣幽鬱而為熱，溲溺所以結澀；水不能藏，陽根洩露而生寒，精血所以流溢。

【點睛】

水藏與木洩矛盾關係。

【原文】

而其寒熱之機，悉由於太陰之濕。濕則土陷而木遏，疏洩不行，淋痢皆作。淋痢一理，悉由木陷，乙木後鬱於穀道則為痢，前鬱於水府則為淋。其法總宜燥土疏木，土燥而木達，則疏洩之令暢矣。

【點睛】

病之本：太陰之濕。

乙木陷於庚金，則為痢；乙木陷於膀胱，則為淋。

【原文】

桂枝苓澤湯：茯苓三錢，澤瀉三錢，甘草三錢（生），桂枝三錢，芍藥三錢。煎大半杯，熱服。

肝燥發渴，加阿膠。

脾為濕土，凡病則濕，肝為風木，凡病則燥。淋家土濕脾陷，抑遏乙木發生之氣，疏洩不暢，故病淋澀。木鬱風動，津液耗損，必生消渴。其脾土全是濕邪，而其肝木則屬風燥。

血藏於肝，風動則血消，此木燥之原也。苓、澤、甘草，培土而瀉濕，桂枝、芍藥，疏木而清風，此是定法。土愈濕則木愈燥，若風木枯燥之至，芍藥不能清潤，必用阿膠。仲景豬苓湯善利小便，茯苓、豬苓、澤瀉、滑石，利水而瀉濕，阿膠清風而潤燥也。

【點睛】

木鬱風動，而生風燥，治法當以清風潤燥。

【原文】

水性蟄藏，木性疏洩。乙木生於癸水，相火封藏，癸水溫暖，溫氣左升，則化乙木。生氣暢茂，乙木發達，疏洩之令既遂，則水道清通而相火必秘。土陷木遏，疏洩不遂，而愈欲疏洩，則相火洩露而膀胱熱澀。

膀胱之熱澀者，風木相火之雙陷於膀胱也。足少陽甲木化氣於相火，與手少陽三焦並溫水藏。手少陽之相火洩，則下陷於膀胱而病淋；足少陽之相火洩，則上逆於胸膈而病消。其原總由於乙木之鬱也。

膀胱熱澀之極者，加梔子、黃柏，以清三焦之陷，則水府清矣。

【點睛】

膀胱之熱兼症治法。

【原文】

乙木之溫，生化君火，木鬱陽陷，溫氣抑遏，合之膀胱淪陷之相火，故生下熱。然熱在肝與膀胱，而脾則是濕，腎則是寒。

寒水侮土，移於脾宮，則脾不但濕，而亦且病寒。其肝與膀胱之熱，不得不清，而脾土濕寒，則宜溫燥，是宜並用乾薑，以溫己土。若過清肝熱，而敗脾陽，則木火增其陷洩，膀胱熱澀，永無止期矣。

惟溫腎之藥，不宜早用，恐助膀胱之熱。若膀胱熱
退，則宜附子暖水，以補肝木發生之根也。

【點睛】

不可過清肝熱，不宜早用溫腎之藥。

【原文】

腎主藏精，肝主藏血，木欲疏洩，而水莫蟄藏，則精
血皆下。其精液流溢，宜薯蕷、山茱以斂之。其血塊注
洩，宜丹皮、桃仁以行之。淋家或下沙石，或下白物。沙
石者，膀胱熱癃，溲溺煎熬所結。水曰潤下，潤下作鹹，
溲溺之鹹者，水之潤下而成也。

百川下流，則歸於海，海水熬煉，則結鹽塊。膀胱即
人身之海，沙石即海水之鹽也。白物者，脾肺濕淫所化。
濕旺津凝，則生痰涎，在脾則剋其所勝，在肺則傳其所
生，皆入膀胱。膀胱濕盛，而下無洩竅，濕氣淫泆，化為
帶濁。白物黏聯，成塊而下，即帶濁之凝聚者也。

與脾肺生痰，其理相同。淋家下見白物，上必多痰。
瀉濕宜重用苓、澤，若其痰多，用仲景小半夏加茯苓、橘
皮以瀉之。

【點睛】

兼症：精血下、膀胱沙石、帶濁。水之煎熬，是為膀
胱、腎結石。膽汁之煎熬，是為肝、膽之結石。

【原文】

女子帶濁崩漏，與男子白濁血淋同理，皆濕旺木鬱之

證。內傷百病，大率由於土濕，往往兼病淋澀，而鼓脹、
噎膈、消渴、黃疸之家更甚。

是緣陽虛土敗，金木雙鬱。燥土溫中，輔以清金疏木
之品，淋澀自開。庸工見其下熱，乃以大黃，益敗脾陽，
謬妄極矣！淋家下熱之至，但有梔子、黃柏證，無有大
黃、芒硝證，其熱不在脾胃也。

【點睛】

淋家下熱是為膀胱，但用梔子、黃柏；脾胃則無熱，
故不得用大黃、芒硝，以傷中氣。

【原文】

一切帶濁、崩漏、鼓脹、黃疸，凡是小便淋澀，悉宜
燻法。用土茯苓、茵陳蒿、梔子、澤瀉、桂枝，研末布
包，熱熨小腹，外以手爐烘之，熱氣透徹，小便即行，最
妙之法。

卷七

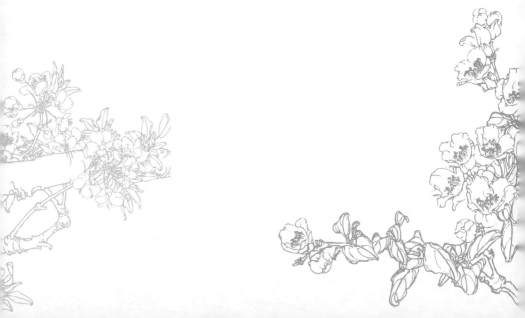

雜病解下

❖中風根原

【原文】

中風者，土濕陽衰，四肢失秉而外感風邪者也。四肢者，諸陽之本，營衛之所起止，而追其根原，實秉氣於脾胃。脾土左旋，水升而化血，胃土右轉，火降而化氣。血藏於肝，氣統於肺，而行於經絡，則曰營衛。四肢之輕健而柔和者，營衛之滋榮，而即脾胃之灌注也。

【點睛】

病之內因：土濕陽衰，營衛雙虛。

病之外因：外感風邪，孔竅不開，而營血愈欲疏洩，故風燥旺盛。

【原文】

陽虧土濕，中氣不能四達，四肢經絡，凝澀不運，衛氣阻梗，則生麻木。麻木者，肺氣之鬱，肺主皮毛，衛氣鬱遏，不能煦濡皮毛，故皮膚枯槁而頑廢也。

諸筋者，司於肝而會於節，土濕木鬱，風動血耗，筋脈結澀，故肢節枯硬。一日七情鬱傷，八風感襲，閉其皮毛而鬱其經藏，經絡之燥盛，則筋脈急攣，肢節蜷縮，屈而不伸，痺而不仁也；藏府之濕盛，則化生敗濁，堵塞清道，神迷言拙，頑昧不靈也。人身之氣，愈鬱則愈盛，皮

毛被感,孔竅不開,鬱其筋節之燥,故成癱瘓,鬱其心肺之濕,故作痴瘖。

【點睛】

闡釋各兼症之機理。

衛氣病,則生麻木、皮膚枯槁。

營血病,則木氣疏洩抑鬱而生風,風動血耗,故筋脈結澀、肢節枯硬。

陽虧土濕,則生痰濁,堵塞心竅。

【原文】

藏府者,肢節之根本,肢節者,藏府之枝葉。根本既拔,枝葉必瘁,非盡關風邪之為害也。風者,百病之長,變無常態,實以病家本氣之不一,因人而變,而風未嘗變。風無刻而不揚,人有時而病作,風同而人異也。此與外感風傷衛氣之風,原無懸殊,粗工不解,謬分西北東南,真假是非之名,以誤千古,良可傷也。

桂枝烏苓湯:桂枝三錢,芍藥三錢,甘草二錢,首烏三錢,茯苓三錢,砂仁一錢。煎大半杯,溫服。

治左半偏枯者。

中下寒,加乾薑、附子。

【點睛】

左半偏枯:為血虛和血中之陽虛。

【原文】

黃耆薑苓湯:黃耆三錢,人參三錢,甘草二錢,茯苓

三錢，半夏三錢，生薑三錢。煎大半杯，溫服。

治右半偏枯者。

中下寒，加乾薑、附子。病重者，黃耆，生薑可用一二兩。

【點睛】

右半偏枯： 為氣虛。

【原文】

中風之證，因於土濕，土濕之故，原於水寒。寒水侮土，土敗不能行氣於四肢，一當七情內傷，八風外襲，則病中風。

【點睛】

病之本： 水寒土濕。

【原文】

肝藏血而左升，肺藏氣而右降。氣分偏虛，則病於右，血分偏虛，則病於左，隨其所虛而病枯槁，故曰偏枯。左半偏枯，應病在足大指，足厥陰肝經行於足大指也。若手大指亦病拳曲，則是血中之氣滯也。右半偏枯，應病在手大指，手太陰肺經行於手大指也。若足大指亦病拳曲，則是氣中之血枯也。

究之左右偏枯，足大指無不病者，以足太陰脾行足大指，太陰脾土之濕，乃左右偏枯之原也。

【點睛】

左為血虛，也有血中之氣虛；右為氣虛，也有氣中之

血虛。視病變部位而定。

【原文】

土濕則腎水必寒，其中亦有濕鬱而生熱者。然熱在上而不在下，熱在肝膽而不在脾腎。而肝膽之燥熱，究不及脾腎寒濕者之多，總宜溫燥水土，以達肝木之鬱。風襲於表，鬱其肝木，木鬱風生，耗傷津血，故病攣縮。木達風息，血復筋柔，則攣縮自伸。

其血枯筋燥，未嘗不宜阿膠、首烏之類，要當適可而止，過用則滋濕而敗脾陽，不可不慎。

【點睛】

中風，水寒土濕，熱在肝膽。

風襲於表，衛氣愈斂，而鬱肝木，木鬱風生，耗傷津血，故病攣縮。

【原文】

風家肢節攣縮，莫妙於熨法。右半偏枯，用黃耆、茯苓、生薑、附子，左半偏枯，用首烏、茯苓、桂枝、附子，研末布包，熱熨病處關節。藥氣透徹，則寒濕消散，筋脈和柔，拳曲自鬆。

藥用布巾縛住，外以火爐溫之。三四次後，氣味稍減，另易新者。久而經絡溫暢，發出臭汗一身，氣息非常，膠黏如飴，則肢體活軟，屈伸如意矣。

【點睛】

外熨經絡之法。

【原文】

其神迷不清者，胃土之逆也；其舌強不語者，脾土之陷也。以胃土上逆，濁氣鬱蒸，化生痰涎，心竅迷塞，故昏憒不知人事；脾土下陷，筋脈緊急，牽引舌本，短縮不舒，故蹇澀不能言語。此總由濕氣之盛也。

仲景《金匱》：邪入於府，即不識人，邪入於藏，舌即難言者，風邪外襲，鬱其藏府之氣，非風邪之內入於藏府也。

一切羌、獨、艽、防驅風之法，皆庸工之妄作，切不可服！惟經藏病輕，但是鼻口偏斜，可以解表。用茯苓、桂枝、甘草、生薑、浮萍，略取微汗，偏斜即止。

【點睛】

兼症之機理。

風邪外襲，鬱其藏府之氣，非風邪之內入於藏府也。風邪外襲，鬱其經絡之氣，經絡之氣鬱，則藏府之氣必鬱，原於經絡之氣、藏府之氣為一也。

【原文】

其大便結燥，緣於風動血耗，而風動之由，則因土濕而木鬱。法宜阿膠、蓯蓉，清風潤燥，以滑大腸。結甚者，重用蓯蓉，滋其枯槁。龜板、地黃、天冬之類，滋濕伐陽，慎不可用，中氣一敗，則大事去矣。庸工至用大黃，可恨之極！

【點睛】

中風便結之機理、治法。

【原文】

其痰涎膠塞，迷惑不清者，用葶藶散下之，痰去則神清。

【點睛】

兼症治法。

【原文】

葶藶散：葶藶三錢，白芥子三錢，甘遂一錢。研細，每服五分。

宿痰即從便下。

❖ 歷節根原

【原文】

歷節者，風寒濕之邪，傷於筋骨者也。膝踝乃眾水之谿壑，諸筋之節奏，寒則凝沍於溪谷之中，濕則淫泆於關節之內，故歷節病焉。

【點睛】

病之內因：風寒濕之邪，傷於筋骨。風傷筋骨，是為中風；寒濕傷之，是為歷節。

【原文】

足之三陰，起於足下，內循踝膝，而上胸中。而少厥水木之升，隨乎太陰之土，土濕而不升，則水木俱陷，於是癸水之寒生，乙木之風起。

肉主於脾，骨屬於腎，筋司於肝，濕淫則肉傷，寒淫

則骨傷，風淫則筋傷。筋骨疼痛而肌肉壅腫者，風寒濕之邪，合傷於足三陰之經也。

【點睛】

闡釋風寒濕內因之機理。

水寒、土濕、風燥，濕淫則肉傷，寒淫則骨傷，風淫則筋傷。

【原文】

其病成則內因於主氣，其病作則外因於客邪。汗孔開張，臨風入水，水濕內傳，風寒外閉，經熱鬱發，腫痛如折。雖原於客邪之侵陵，實由於主氣之感召，久而壅腫蜷屈，跛蹇疲癃。此亦中風之類也，而傷偏在足。

蓋以清邪居上，濁邪居下，寒濕，地下之濁邪，同氣相感，故傷在膝踝。諸如膝風、腳氣，色目非一，而究其根原，正自相同。

【點睛】

闡釋外因之機理：汗孔開張，臨風入水，水濕內傳，風寒外閉，經熱鬱發，腫痛如折。

【原文】

凡腿上諸病，雖或木鬱而生下熱，然熱在經絡，不在骨髓，其骨髓之中，則是濕寒，必無濕熱之理。《金匱》義精而法良，當思味而會其神妙也。

【點睛】

腿上諸病：經絡濕熱、骨髓濕寒。

【原文】

桂枝芍藥知母湯：桂枝四錢，芍藥三錢，甘草二錢，白朮二錢，附子二錢，知母四錢，防風四錢，麻黃二錢，生薑五錢。煎大半杯，溫服。

歷節風證，肢節疼痛，足腫頭眩，短氣欲吐，身羸發熱，黃汗沾衣，色如柏汁。此緣飲酒汗出，當風取涼，酒氣在經，為風所閉，濕邪淫泆，傷於筋骨。濕旺土鬱，汗從土化，是以色黃。其經絡之中，則是濕熱，其骨髓之內，則是濕寒。法宜朮、甘培土，麻、桂通經，知母、芍藥，瀉熱而清風，防風、附子，去濕而溫寒。濕寒內消，濕熱外除，腫痛自平。若其病劇，不能捷效，加黃耆以行經絡，烏頭以驅濕寒，無有不癒。一切膝風、腳氣諸證，不外此法。

烏頭用法：炮，去皮、臍，切片，焙乾，蜜煎，取汁，入藥湯服。

【點睛】

酒為濕熱之媒，濕旺土鬱，汗從土化，是以色黃。

❖ 痙病根原

【原文】

痙病者，汗亡津血而感風寒也。太陽之脈，自頭下項，行身之背。發汗太多，傷其津血，筋脈失滋，復感風寒，筋脈攣縮，故頸項強急，頭搖口噤，脊背反折也。《素問·診要經終論》：太陽之脈，其終也，戴眼，反折，瘛，即痙病之謂。以背脊之筋，枯硬而緊急故也。

【點睛】

病之內因：發汗太多，津血枯槁，經筋失滋，足太陽經脈之陰虛。

【原文】

太陽以寒水主令，而實化於丙火。蓋陰陽之理，彼此互根，清陽左旋，則癸水上升而化君火；濁陰右轉，則丙火下降而化寒水。汗亡津血，陰虛燥動，則丙火不化寒水而生上熱，是以身首發熱而面目皆赤也。寒水絕其上源，故小便不利。背者，胸之府，肺位於胸，壬水生化之源也。肺氣清降，氳氤和洽，蒸為雨露，自太陽之經注於膀胱，則胸膈清空而不滯。太陽不降，肺氣壅鬱，故濁氣上衝於胸膈也。太陽之經，兼統營衛，風寒傷人，營衛攸分。其發熱汗出，不惡寒者，名曰柔痙，風傷衛也。其發熱無汗，反惡寒者，名曰剛痙，寒傷營也。

【點睛】

足太陽經脈陰虛之機理：汗亡津血，陰虛燥動，丙火不化寒水。丙火不降是以身首發熱而面目皆赤；壬水絕源，是以小便不利；足太陽不降，肺氣壅鬱，是以胸膈痞塞。

風傷衛，則柔痙，寒傷營，則剛痙。

【原文】

病得於亡汗失血之後，固屬風燥，而汗血外亡，溫氣脫洩，實是陽虛，滋潤清涼之藥，未可肆用也。

【點睛】

汗血外亡，溫氣脫洩，故風燥之病，不可滋陰伐陽。

【原文】

栝樓桂枝湯：栝樓根四錢，桂枝三錢，芍藥三錢，甘草二錢，生薑三錢，大棗四枚。煎大半杯，熱服。覆衣，飲熱稀粥，取微汗。

治風傷衛氣，發熱汗出者。

葛根湯：葛根四錢，麻黃三錢（先煎，去沫），桂枝二錢，芍藥二錢，甘草二錢，生薑三錢，大棗四枚。煎大半杯，熱服。覆衣，取微汗。

治寒傷營血，發熱無汗者。

痙病是太陽證，亦有在陽明經者。若胸滿口噤，臥不著席，腳攣齒齘者，胃土燥熱，筋脈枯焦之故。宜重用清涼滋潤之味，不可拘太陽經法。甚者，宜大承氣湯，瀉其胃熱乃癒。

【點睛】

痙病是太陽證，亦有太陽、陽明兩經合病者。

❖濕病根原

【原文】

濕病者，太陰濕旺而感風寒也。太陰以濕土主令，肺以辛金而化濕，陽明以燥金主令，胃以戊土而化燥，燥濕相敵，是以不病。人之衰也，濕氣漸長而燥氣漸消，及其病也，濕盛者不止十九，燥盛者未能十一。陰易盛而陽易

衰，陽盛則壯，陰盛則病，理固然也。

【點睛】

病之內因：太陰濕旺。

病之外因：外感風寒，皮毛閉塞。

【原文】

膀胱者，津液之府，氣化則能出。肺氣化水，滲於膀胱，故小便清長。土濕則肺氣壅鬱，不能化水，膀胱閉癃，濕氣浸淫，因而瀰漫於周身。濕為陰邪，其性親下，雖周遍一身，無處不到，究竟膝踝關節之地，承受為多。一遇風寒感冒，閉其皮毛，通身經絡之氣，壅滯不行，則疼痛熱煩而皮膚薰黃。濕陵上焦，則痛在頭目；濕淫下部，則痛在膝踝；濕侵肝腎，則痛在腰腹。濕遍一身，上下表裏，無地不疼，而關竅骨節，更為劇焉。

【點睛】

闡釋病之內因、外因之機理。內因是為濕氣瀰漫周身，外因是為衛閉而濕氣外無洩路，故濕氣滯留於經絡之中。

濕氣滯留於經絡之中，故濕遍一身，上下表裏，無地不疼，而關竅骨節更劇。濕陵上焦，則痛在頭目；濕淫下部，則痛在膝踝；濕侵肝腎，則痛在腰腹。

【原文】

其火盛者，鬱蒸而為濕熱；其水盛者，淫泆而為濕寒，而總之悉本於陽虛。法當內通其膀胱，外開其汗孔，

使之表裏雙洩也。

【點睛】

火盛，則化濕熱；水盛，則化濕寒。

【原文】

茵陳五苓散：白朮、桂枝、茯苓、豬苓、澤瀉等分，為散，每用五錢，調茵陳蒿末一兩，和勻，空腹米飲調服一湯匙，日三服。多飲熱湯，取汗。

濕家日晡煩疼，以土旺午後申前，時臨未支，濕邪旺盛也。若發熱惡寒，是表邪閉固，加紫蘇、青萍，以發其汗。

【點睛】

土旺午後申前，時臨未支，濕邪旺盛也——未支濕氣主令之時。

【原文】

元滑苓甘散：元明粉、滑石、茯苓、甘草等分，為末，大麥粥汁和服一湯匙，日三服。濕從大小便去，尿黃糞黑，是其候也。

濕旺脾鬱，肺壅而生上熱，小便黃澀，法宜清金利水，以瀉濕熱。若濕邪在腹，肺氣壅滯，以致頭痛鼻塞，聲音重濁，神氣鬱煩，當於發汗利水之中，加橘皮、杏仁，以瀉肺氣。

苓甘梔子茵陳湯：茵陳蒿三錢，梔子二錢，甘草二錢（生），茯苓三錢。煎大半杯，熱服。

治小便黃澀，少腹滿脹者。服此小便當利，尿如皂角汁狀，其色正赤。一宿腹減，濕從小便去矣。

濕家腹滿尿澀，是木鬱而生下熱，法當利水瀉濕，而加梔子，以清膀胱。若濕熱在脾，當加大黃、芒硝。如濕熱但在肝家，而脾腎寒濕，當加乾薑、附子。若膀胱無熱，但用豬苓湯，利其小便可也。

【點睛】

木鬱而生下熱，濕熱在膀胱、或脾家、或肝家。

❖ 黃疸根原

【原文】

黃疸者，土濕而感風邪也。太陰濕土主令，以陽明戊土之燥，亦化而為太陰之濕。設使皮毛通暢，濕氣淫蒸，猶得外洩。一感風邪，衛氣閉闔，濕淫不得外達，脾土堙鬱，遏其肝木。肝脾雙陷，水穀不消，穀氣瘀濁，化而為熱。瘀熱前行，下流膀胱，小便閉澀，水道不利。膀胱瘀熱，下無洩路，燻蒸淫泆，傳於周身，於是黃疸成焉。

【點睛】

濕病之重者。不僅脾陷，而且肝陷，故黃。

一感風邪，衛氣閉闔，濕熱不得外達，傳於周身，是生黃疸。

【原文】

其病起於濕土，而成於風木。以黃為土色，而色司於木，木邪傳於濕土，則見黃色也。或傷於飲食，或傷於酒

色，病因不同，總由於陽衰而土濕。濕在上者，陽鬱而為濕熱，濕在下者，陰鬱而為濕寒。乙木下陷而陽遏陰分，亦化為濕熱；甲木上逆而陰旺陽分，亦化為濕寒。視其本氣之衰旺，無一定也。

【點睛】

土濕是為傷於飲食、酒色，而黃則成於風木陷於脾土。

【原文】

其游溢於經絡，則散之於汗孔；其停瘀於膀胱，則洩之於水道。近在胸膈，則湧吐其腐敗；遠在腸胃，則推蕩其陳宿。酌其溫涼寒熱，四路滌清，則證有變狀而邪無遁所，凡諸疸病，莫不應手消除也。

【點睛】

經絡、膀胱、胸膈、腸胃，四路治法。

【原文】

穀　疸

穀入於胃，脾陽消磨，蒸其精液，化為肺氣。肺氣宣揚，外發皮毛而為汗，內滲膀胱而為溺。汗溺輸洩，土不傷濕，而木氣發達，則疸病不作。陽衰土濕，水穀消遲，穀精堙鬱，不能化氣，陳腐壅遏，阻滯脾土，木氣遏陷，土木鬱蒸，則病黃疸。

【點睛】

飲食寒冷或者不當，是傷脾陽。土濕則肝脾雙陷，土木鬱蒸而外無洩路，是生穀疸。

【原文】

中氣不運，升降失職，脾陷則大便滑溏，胃逆則上脘痞悶。濁氣燻蒸，噁心欲吐，惡聞穀氣。食則中氣愈鬱，頭眩心煩。此當擴清其菀陳，除舊而布新也。

酒　疸

酒醴之性，濕熱之媒。其濡潤之質，入於藏府，則生下濕；辛烈之氣，騰於經絡，則生上熱。汗溺流通，濕氣下洩而熱氣上達，可以不病。汗溺閉塞，濕熱遏瘀，乃成疸病。

【點睛】

酒為濕熱，而傷脾陽，土濕則肝脾雙陷，土木鬱蒸而外無洩路，是生酒疸。

【原文】

其性嗜熱飲者，則濡潤之下傷差少，而辛烈之上傷頗重；其性嗜冷飲者，則辛烈之上傷有限，而濕寒之下傷為多。至於醉後發渴，涼飲茶湯，寒濕傷脾者，不可勝數，未可以濕熱概論也。

色　疸

腎主蟄藏，相火之下秘而不洩者，腎藏之也。精去則火洩而水寒，寒水氾濫，浸淫脾土，脾陽頹敗，則濕動而寒生。故好色之家，久而火洩水寒，土濕陽虧，多病虛勞，必然之理也。

水土寒濕，不能生長木氣，乙木遏陷，則生下熱。土木合邪，傳於膀胱，此疸病所由生也。

【點睛】

精傷，水寒則土濕，土濕則肝脾雙陷，土木鬱蒸而外無洩路，是生色疸。

【原文】

其濕熱在於肝膽，濕寒在於脾腎。人知其陰精之失亡，而不知其相火之敗洩，重以滋陰助濕之品，敗其脾腎微陽，是以十病九死，不可活也。

甘草茵陳湯：茵陳三錢，梔子三錢，大黃三錢，甘草三錢（生）。煎大半杯，熱服。

治穀疸腹滿尿澀者。

服後小便當利，尿如皂角汁狀，其色正赤。一宿腹減，黃從小便去也。

茵陳五苓散：白朮、桂枝、豬苓、茯苓、澤瀉等分，為散，每用五錢，調茵陳蒿末一兩，空腹米飲和服一湯匙，日三服。多飲熱湯，取汗。

治日暮寒熱者。

硝黃梔子湯：大黃四錢，芒硝三錢，梔子三錢。煎大半杯，熱服。

治汗出腹滿者。

梔子大黃湯：梔子三錢，香豉三錢，大黃三錢，枳實三錢煎一杯，熱分三服。

治酒疸，心中懊憹熱疼，噁心欲吐者。

元滑苓甘散：元明粉，滑石，甘草，茯苓等分，為末，大麥粥汁和服一湯匙，日三服。

治色疸額黑身黃者。

服後病從大小便去，尿黃糞黑，是其候也。

色疸，日晡發熱惡寒，膀胱急，小便利，大便黑溏，五心熱，腹脹滿，身黃，額黑，此水土瘀濁之證，宜瀉水去濕，通其二便。仲景用硝礬散，硝石清熱，礬石去濕。此變而為滑石、元明粉，亦即硝礬之意。用者酌量而通融之，不可拘泥。

黃疸之家，脾腎濕寒，無內熱者，當用薑、附、茵陳，不可誤服硝黃也。

❖喝病根原

【原文】

喝病者，暑熱而感風寒也。熱則傷氣，寒則傷形。《素問·通評虛實論》：氣盛身寒，得之傷寒，氣虛身熱，得之傷暑。以寒性斂閉，暑性疏洩，寒閉其形而皮毛不開，是以氣盛而身寒；暑洩其氣而腠理不闔，是以氣虛而身熱。喝病則傷於暑，而又傷於寒者也。

盛暑汗流，元氣蒸洩，被清風而浴寒水，玄府驟閉（《素問》：玄府者，汗孔也），裏熱不宣，故發熱惡寒，口渴齒燥，身重而疼痛，脈細而芤遲也。蓋氣不鬱則不病，雖毒熱揮汗，表裏燔蒸，筋力懈惰，精神委頓，而新秋變序，暑退涼生，肺府清爽，精力如初，不遇風寒，未嘗為病。

及熱傷於內，寒傷於外，壯火食氣，而腠理忽斂，氣耗而熱鬱，於是病作也。

【點睛】

病機：盛暑汗流，元氣蒸洩，被清風而浴寒水，玄府驟閉，裏熱抑鬱而不得疏洩。

【原文】

汗之愈洩其氣，則惡寒益甚。溫之愈助其火，則發熱倍增。下之愈亡其陽，則濕動木鬱，而淋澀彌加。法當補耗散之元氣，而不至於助火，清煩鬱之暑熱，而不至於伐陽。清金而瀉熱，益氣而生津，無如仲景人參白虎之為善也。

【點睛】

不可汗、不可溫，當清金瀉熱、益氣生津。

【原文】

人參白虎湯：石膏三錢，知母三錢，甘草二錢，粳米半杯，人參三錢。米熟湯成，取大半杯，熱服。

❖霍亂根原

【原文】

霍亂者，飲食寒冷而感風寒也。夏秋飲冷食寒，水穀不消，其在上脘則為吐，其在下脘則為洩，或吐或洩，不併作也。

一感風寒，皮毛閉塞，而宿物陳菀壅遏，中氣盛滿莫容，於是吐瀉並作。

【點睛】

病機：飲食寒冷而傷脾胃，土濕。

水穀不消，其在上脘則為吐——反胃之症。

【原文】

其吐者，胃氣之上逆，其洩者，脾氣之下陷。胃土之逆者，膽木之上逼也，脾土之陷者，肝木之下侵也。蓋中氣鬱塞，脾胃不轉，不能升降木氣，木氣鬱迫，而剋中宮，刑以膽木則胃逆，賊以肝木則脾陷也。肝膽主筋，水土寒濕，木氣不榮，是以筋轉。

【點睛】

闡釋胃逆、脾陷之機理。

【原文】

吐瀉無餘，寒瘀盡去，土氣漸回，陽和徐布，中氣發揚，表邪自解。若其不解，外有寒熱表證，宜以麻桂發之，而溫以理中、四逆之輩。表寒既退，而臟腑鬆緩，痛洩自止。若其不能吐瀉，腹痛愈死，可用大黃附子，溫藥下之，陳宿推蕩，立刻輕安。

病在火令，全屬寒因，是以仲景立法，率主理中、四逆。變通理中、四逆之意，則病有盡而法無窮矣。倘泥時令而用清涼，是粗工之下者也。

桂苓理中湯：人參一錢，茯苓二錢，甘草二錢，乾薑三錢，桂枝三錢，白朮三錢，砂仁二錢，生薑三錢。煎大半杯，溫服。

吐不止，加半夏。洩不止，加肉蔲。外有寒熱表證，加麻黃。轉筋痛劇，加附子、澤瀉。

❖痎瘧根原

【原文】

痎瘧者，陰邪閉束，鬱其少陽之衛氣也。人之六經，三陰在裏，三陽在表，寒邪傷人，同氣相感，內舍三陰。少陽之經，在二陽之內，三陰之外，內與邪遇，則相爭而病作。

【點睛】

痎瘧者，相火抑鬱之經病。

【原文】

其初與邪遇，衛氣鬱阻，不得下行，漸積漸盛。內與陰爭，陰邪被逼，外乘陽位，裹束衛氣，閉藏而生外寒。衛為陰束，竭力外發，重圍莫透，鼓蕩不已，則生戰慄。少陽甲木從相火化氣，及其相火鬱隆，內熱大作，陰退寒消，則衛氣外發而病解焉。

【點睛】

寒邪內舍三陰，衛氣遇邪，鬱阻漸盛。內與陰爭，而陽位遂虛，是以寒邪外乘陽位而束衛氣，閉藏而生外寒。

【原文】

衛氣晝行六經二十五周，夜行五藏二十五周。寒邪淺在陽經，則晝與衛遇而日發；深在五藏，則夜與衛遇而暮

發。衛氣離，則病休，衛氣集，則病作。緣邪束於外，則惡寒，陽鬱於內，則發熱。陽旺而發之速，則寒少而熱多；陽虛而發之遲，則寒多而熱少。陽氣日盛，則其作日早；陽氣日衰，則其作日晏。陽氣退敗，不能日與邪爭，則間日乃作。

【點睛】

闡釋瘧病寒熱之機理。

【原文】

此以暑蒸汗洩，浴於寒水，寒入汗孔，舍於腸胃之外，經藏之間。秋傷於風，閉其腠理，衛氣鬱遏，外無洩路，內陷重陰之中，鼓動外發，則成瘧病也。

【點睛】

寒邪之原，或風寒，或寒水。

【原文】

溫 瘧

先傷於寒而後中於風，先寒後熱，是謂寒瘧；先中於風而後傷於寒，先熱後寒，是謂溫瘧。以冬中風邪，洩其衛氣，衛愈洩而愈閉，鬱為內熱，又傷於寒，束其皮毛，熱無出路，內藏骨髓之中。春陽發動，內熱外出，而表寒閉束，欲出不能。

遇盛暑毒熱，或用力煩勞，氣蒸汗流，熱邪與汗皆出，表裏如焚，及其盛極而衰，復反故位，陰氣續復，是以寒生也。

【點睛】

瘴熱之原：衛愈淺而愈閉，鬱為內熱，又傷於寒，束其皮毛，熱無出路。

【原文】

癉 瘧

其但熱而不寒者，是謂癉瘧。癉瘧即溫瘧之重者。以其陽盛陰虛，肺火素旺，一當汗出而感風寒，衛鬱熱發，傷其肺氣，手足如烙，煩冤欲嘔。陽亢陰枯，是以但熱無寒。其熱內藏於心，外舍分肉之間，令人神氣傷損，肌肉消鑠，瘧之最劇者也。

牝 瘧

其寒多而熱少者，是謂牝瘧。以其陰盛陽虛，衛鬱不能透發，故寒多熱少。蓋瘧病之寒，因陰邪之束閉，瘧病之熱，緣衛陽之鬱發。其相火虛虧，鬱而不發，則純寒而無熱；相火隆盛，一鬱即發，則純熱而無寒。其熱多者，由相火之偏勝，其寒多者，因相火之偏虛也。瘧在少陽，其脈自弦，弦數者火盛則多熱，弦遲者水盛則多寒，理自然耳。

【點睛】

相火偏勝，則衛氣外發，發則熱；相火偏虛，則衛氣內鬱，鬱則寒。

【原文】

柴胡栝樓乾薑湯：柴胡三錢，黃芩三錢，甘草二錢，

人參一錢，生薑三錢，大棗三枚，乾薑三錢，栝樓三錢。
煎大半杯，熱服，覆衣。

嘔加半夏。

治寒瘧先寒後熱者。

柴胡桂枝乾薑湯：柴胡三錢，甘草二錢，人參一錢，
茯苓三錢，桂枝三錢，乾薑三錢。煎大半杯，熱服，覆
衣。

治牝瘧寒多熱少，或但寒不熱者。

白虎桂枝柴胡湯：石膏三錢，知母三錢，甘草二錢，
粳米半杯，桂枝三錢，柴胡三錢。煎大半杯，熱服，覆
衣。

治溫瘧先熱後寒，熱多寒少，或但熱不寒者。

減味鱉甲煎丸：鱉甲二兩四錢，柴胡一兩二錢，黃芩
六錢，人參二錢，半夏二錢，甘草二錢，桂枝六錢，芍藥
一兩，丹皮一兩，桃仁四錢，阿膠六錢，大黃六錢，乾薑
六錢，葶藶二錢。為末，用清酒一罈，入灶下灰一升，煮
鱉甲，消化，絞汁，去渣，入諸藥，煎濃，留藥末，調和
為丸，如梧子大，空腹服七丸，日三服。

治久瘧不癒，結為癥瘕，名曰瘧母。

❖傷風根原

【原文】

傷風者，中虛而外感也。陽衰土濕，中脘不運，胃土
常逆，肺金失降，胸中宗氣不得四達，時時鬱勃於皮毛之
間。遇飲食未消，中氣脹滿，阻格金火沉降之路。肺金鬱

發，蒸洩皮毛，宗氣外達，是以不病。一被風寒，閉其皮毛，肺氣壅遏，不能外發，故逆循鼻竅，嚏噴而出。濕氣淫蒸，清涕流溢，譬之水氣蒸騰，滴而為露也。水生於金，肺氣上逆，無以化水，故小便不利。

【點睛】

病機：一為肺氣壅遏，一為濕氣淫蒸。

【原文】

《素問·風論》：勞風法在肺下，巨陽引精者三日，中年者五日，不精者七日，咳出青黃涕，其狀如膿，大如彈丸，從口中若鼻中出，不出則傷肺，傷肺則死矣。蓋膀胱之水，全是肺氣所化，水利則膀胱之鬱濁下洩，肺家之壅滯全消。濕去而變燥，故痰涕膠黏，色化青黃，出於口鼻，肺藏不傷也。

少年陽衰未極，肺不終鬱，則氣降而化水，故引精於三日。中年者五日。末年陽衰，不能引精者七日。若其終不能引，久而鬱熱蒸腐，則肺傷而死矣。

太陽引精，賴乎陽明之降。中氣運轉，陽明右降，則肺金下達而化水尿，積鬱始通。陽明不降，肺無下行之路，太陽無引精之權也。

法宜瀉肺而開皮毛，理中而瀉濕鬱。濕消而鬱散，氣通而水調，無餘事已。

【點睛】

手太陽丙火所化寒水，肺胃阻隔，寒水無以下行於膀胱。

【原文】

紫蘇薑苓湯：蘇葉三錢，生薑三錢，甘草二錢，茯苓三錢，半夏三錢，橘皮二錢，乾薑三錢，砂仁二錢。煎大半杯，熱服，覆衣。

❖齁喘根原

【原文】

齁喘者，即傷風之重者也。其陽衰土濕，中氣不運，較之傷風之家倍甚。脾土常陷，胃土常逆，水穀消遲，濁陰莫降。一遇清風感襲，閉其皮毛，中脘鬱滿，胃氣愈逆。肺藏壅塞，表裏不得通達，宗氣逆沖，出於喉嚨。而氣阻喉閉，不得透洩，於是壅悶喘急，不可名狀。此齁喘之由來也。

【點睛】

與傷風同理，即傷風之重者。宗氣逆沖，氣阻喉閉，不得透洩，於是壅悶喘急。

【原文】

輕則但作於秋冬，是緣風邪之外束，重則兼發於夏暑，乃由濕淫之內動。濕居寒熱之中，水火逼蒸，則生濕氣。濕氣在上，則隨火而化熱；濕氣在下，則隨水而化寒。火盛則上之濕熱為多，水盛則下之濕寒斯甚。此因水火之衰旺不同，故其上下之寒熱亦殊。而齁喘之家，則上焦之濕熱不敵下焦之濕寒，以其陽衰而陰旺，火敗而水勝也。

【點睛】

發於秋冬者，多緣風邪之外束，外因多於內因。

發於夏暑者，更由濕旺之內動，內因多於外因。

【原文】

此當溫中燥土，助其推遷。降戊土於坎中，使濁陰下洩於水道；升己土於離位，使清陽上達於汗孔。中氣一轉而清濁易位，汗溺一行而鬱悶全消，則肺氣清降，喘阻不作。若服清潤之劑，中脘愈敗，肺氣更逆，是庸工之下者也。

紫蘇薑苓湯：蘇葉三錢，杏仁三錢，橘皮三錢，半夏三錢，茯苓三錢，乾薑三錢，甘草二錢，砂仁二錢，生薑三錢煎。大半杯，熱服，覆衣。

若皮毛閉束，表邪不解，則加麻黃。若言語譫妄，內熱不清，則加石膏。

【點睛】

降戊土於坎中，坎納戊土。升己土於離位，離納己土。道家其諦，先師洞識。

卷八

清陽升露，爰開七竅，精神魂魄之所發，聲色臭味之所司也。先聖既沒，千載如夢，扶陰抑陽，辭喬入谷，箝娥青之舌，杜儀秦之口，塞瞽曠之耳，膠離朱之目。禍流今古，痛積人神！

僕也，輕試老拳，道宗目眇，略嬰利鏃，夏侯睛傷。雙睛莫莫，原非大眼將軍，一目眕眕，竟作小冠子夏。渺爾遊魂，不絕如線，操觚含毫，悲憤橫集，作七竅解。

七竅解

❖耳目根原

【原文】

耳目者，清陽之門戶也。陰位於下，左升而化清陽，陽位於上，右降而化濁陰。濁陰降洩，則開竅於下，清陽升露，則開竅於上。莫濁於渣滓，故陰竅於二便而傳糞溺；莫清於神氣，故陽竅於五官而司見聞。清陽上達，則七竅空明，濁陰上逆，則五官晦塞。晦則不睹，塞則不聞，明則善視，空則善聽。

【點睛】

清陽升露，則下竅開，濁陰降洩，則上竅開。故濁陰降洩有賴於清陽升露，清陽升露有賴於濁陰降洩。

【原文】

木主五色，以血藏於肝，血華則為色也。血，陰也，而陽魂生焉，故血之內華者則為色，而魂之外光者則為視。金主五聲，以氣藏於肺，氣發則為聲也。氣，陽也，而陰魄生焉，故氣之外發者則為聲，而魄之內涵者則為聞。

【點睛】

色：血之內華者。

視：魂之外光者。

聲：氣之外發者。

聞：魄之內涵者。

【原文】

木火升清，清升則陽光外發而為兩目；金水降濁，濁降則陽體內存而為雙耳。蓋神明而精暗，氣虛而血實，外明乃見，內虛乃聞。木火陰體而陽用，魂中有魄，外明內暗，故能見不能聞；金水陽體而陰用，魄中有魂，內虛外實，故能聞不能見。目以用神，耳以體靈，用神則明，體靈則聰。木火之用，金水之體，皆陽也，體善存而用善發，是以聰明而神靈。

【點睛】

目者，魂中有魄，外明內暗，故能見不能聞。

耳者，魄中有魂，內虛外實，故能聞不能見。

目者，木火之陽用，耳者，金水之陽體。

【原文】

耳聾者善視，陽體已敗，故神於用；目瞽者善聽，陽用既廢，故靈於體。所謂絕利一源，用師十倍也。清陽一敗，體用皆亡，濁陰逆上，孔竅障塞，則熟視不睹泰山，靜聽不聞雷霆，耳目之官廢矣。

❖目病根原

【原文】

目病者，清陽之上衰也。金水為陰，陰降則精盈，木

火為陽，陽升則神化。精濁故下暗，神清故上光。而清陽之上發，必由於脈，脈主於心而上絡於目，心目者，皆宗脈之所聚也。（《內經》：心者，宗脈之所聚也。又曰：目者，宗脈之所聚也。）宗脈之陽，上達九天，陽氣清明，則虛靈而神發，所謂心藏脈而脈舍神也（《靈樞經》語）。神氣發現，開雙竅而為精明。（《素問》：夫精明者，所以別白黑，視長短。）目者，神氣之所遊行而出入也。竅開而光露，是以無微而不燭。一有微陰不降，則雲霧曖空，神氣障蔽，陽陷而光損矣。

【點睛】

病之標：清陽之上衰。

【原文】

清升濁降，全賴於土。水木隨己土左升，則陰化而為清陽；火金隨戊土右降，則陽化而為濁陰。陰暗而陽明，夜晦而晝光，自然之理也。後世庸工，無知妄作，補陰瀉陽，避明趨暗，其輕者遂為盲瞽之子，其重者竟成夭枉之民。愚謬之惡，決海難流也！慨自師曠哲人，不能回既霍之目，子夏賢者，不能復已喪之明，況委之愚妄粗工之手，雖有如炬之光，如星之曜，安得不殞滅而亡失乎！

【點睛】

病之本：土濕。

【原文】

然千古之人，未有如師曠、子夏之明者，所謂盲於目

而不盲於心也。古之明者，察於未象，視於無形。夫未象可察，則象為糟粕，無形可視，則形為贅疣。官骸者，必敝之物，神明者，不朽之靈。達人不用其官用其神，官雖止而神自行，神宇泰而天光發，不飲上池而見垣人，不燃靈犀而察淵魚，葉蔽兩目而無遠弗照，雲礙雙睛而無幽不燭。如是則聽不用耳，視不用目，可以耳視，可以目聽。此之謂千古之明者，何事乞照於庸工，希光於下士也！

疼　痛

眼病疼痛，悉由濁氣逆沖。目居清陽之位，神氣沖和，光彩發露，未有一線濁陰。若使濁陰沖逆，遏逼清氣，清氣升發，而濁氣遏之，二氣壅迫，兩相擊撞，是以作疼。而濁氣之上逆，全緣辛金之不斂。金收而水藏之，則濁陰歸於九地之下，金不能斂，斯水不能藏，故濁陰逆填於清位。金水逆升，濁陰填塞，則甲木不得下行，而衝擊於頭目。頭目之痛者，甲木之邪也。甲木化氣於相火，隨辛金右轉而溫水藏。甲木不降，相火上炎而刑肺金，肺金被爍，故白珠紅腫而熱滯也。

手足少陽之脈，同起於目銳眥，而手之三陽，陽之清者，足之三陽，陽之濁者，清則上升，濁則下降。手之三陽，自手走頭，其氣皆升；足之三陽，自頭走足，其氣皆降。手三陽病則下陷，足三陽病則上逆。

凡下熱之證，因手少陽三焦之陷；上熱之證，因足少陽膽經之逆。故眼病之熱赤，獨責甲木而不責於三焦也。其疼痛而赤熱者，甲木逆而相火旺；其疼痛而不赤熱者，甲木逆而相火虛也。

【點睛】

手足少陽之脈，同起於目銳眥。

目痛：甲木衝擊。

目熱：相火刑金。

目痛而不熱：甲木雖逆，而相火虛。

白珠紅腫：相火升炎而刑肺金，肺金不降，是以氣滯，滯而不斂，陽盛於外而熱腫。

上下之熱之根源：下熱之證，因手少陽三焦之陷；上熱之證，因足少陽膽經之逆。

【原文】

赤痛之久，濁陰蒙蔽，清陽不能透露，則雲翳生而光華礙。雲翳者，濁氣之所鬱結也。陽氣未陷，續自升發，則翳退而明復，陽氣一陷，翳障堅老，而精明喪矣。其疼痛者，濁氣之衝突。其盲瞽者，清陽陷敗而木火不升也。

【點睛】

目痛：甲木衝擊。

雲翳：濁氣之鬱結。

盲瞽者，清陽陷敗。

【原文】

木火之升，機在己土，金火之降，機在戊土。己土左旋，則和煦而化陽神，戊土右轉，則凝肅而產陰精。陰精之魄，藏於肺金，精魄重濁，是以沉降；陽神之魂，藏於肝木，神魂輕清，是以浮升。本乎天者親上，本乎地者親

下，自然之性也。

脾升胃降，則在中氣。中氣者，脾胃旋轉之樞軸，水火升降之關鍵。偏濕則脾病，偏燥則胃病，偏熱則火病，偏寒則水病。濟其燥濕寒熱之偏，而歸於平，則中氣治矣。

【點睛】

土濕則脾病，土燥則胃病，土熱則火病，土寒則水病。

【原文】

柴胡芍藥丹皮湯：黃芩三錢（酒炒），柴胡三錢，白芍藥三錢，甘草二錢，丹皮三錢。煎半杯，熱服。

治左目赤痛者。

百合五味湯：百合三錢，五味一錢（研），半夏三錢，甘草二錢，丹皮三錢，芍藥三錢。煎半杯，熱服。

治右目赤痛者。

熱甚加石膏、知母。

百合五味薑附湯：百合三錢，五味一錢，芍藥三錢，甘草二錢，茯苓三錢，半夏三錢，乾薑三錢，附子三錢。煎大半杯，溫服。

治水土寒濕而上熱赤痛者。或不赤不熱而作疼痛，是無上熱，去百合、芍藥，加桂枝。

茯澤石膏湯：茯苓三錢，澤瀉三錢，梔子三錢，甘草二錢，半夏三錢，石膏三錢。煎大半杯，熱服。

治濕熱燻蒸，目珠黃赤者。

桂枝丹皮首烏湯：桂枝三錢，丹皮三錢，首烏三錢，

甘草二錢，茯苓三錢，半夏三錢，乾薑三錢，龍眼十個（肉）。煎大半杯，熱服。

治昏花不明，而無赤痛者。

桂枝菖蒲湯：柴胡三錢，桂枝三錢，丹皮三錢，生薑三錢，甘草二錢，菖蒲二錢。煎半杯，熱服。

治瞳子縮小者。

烏梅山萸湯：五味一錢，烏梅肉三錢，山萸肉三錢，甘草二錢，首烏三錢，芍藥三錢，龍骨二錢，牡蠣三錢。煎半杯，溫服。

治瞳子散大者。

薑桂參苓首烏湯：人參三錢，桂枝三錢，甘草二錢，茯苓三錢，首烏三錢，乾薑三錢。煎半杯，溫服。

治目珠塌陷者。

芍藥棗仁柴胡湯：芍藥三錢，甘草三錢，首烏三錢，棗仁三錢（生，研），柴胡三錢，丹皮三錢。煎半杯，熱服。

治目珠突出者。

醫書自唐以後無通者，而尤不通者，則為眼科。庸妄之徒，造孽誤人，毒流千古，甚可痛恨！謹為洗發原委，略立數法，以概大意。酌其臟腑燥濕寒熱而用之，乃可奏效。若內傷不精，但以眼科名家，此千古必無之事也。

❖耳病根原

【原文】

耳病者，濁陰之上填也。陽性虛而陰性實，濁陰下

降，耳竅乃虛，虛則清澈而靈通，以其沖而不盈也。目者，木火之終氣，耳者，金水之始基。木火外明，故神清而善發，金水內虛，故氣空而善內。

凡大塊之噫氣，生物之息吹，有竅則聲入，聲入則籟發，非關聲音之鉅細也。

【點睛】

病之標：濁陰上填，陽體內實。

【原文】

竅竅空洞，翕聚而鼓蕩之，故聲入而響達，譬之空谷傳聲，萬壑皆振。聲不傳於崇山，而獨振於空谷者，以其虛也。聲之入也以其虛，而響之聞也以其靈。聲入於聽宮，而響達於靈府，是以無微而不聞也。

濁氣一升，孔竅堵塞，則聲入而不通矣。人之衰者，脾陷胃逆，清氣不升，濁氣不降，虛靈障蔽，重聽不聞。陰日長而陽日消，竅日蔽而聰日損，氣化自然之數也。然竅閉於天而靈開於人，達者於是，有卻年還聰之術也。

【點睛】

病之本：土濕。

【原文】

疼 痛

耳病疼痛，悉由濁氣壅塞。耳以沖虛之官，空靈洞徹，萬籟畢收，有濁則降，微陰不存。若使濁氣升填，結滯壅腫，則生疼痛。久而堅實牢硬，氣阻而為熱，血鬱而

化火，肌肉腐潰，則成癰膿。

濁氣之上逆，緣於辛金之失斂，甲木之不降。甲木上衝，聽宮脹塞，相火鬱遏，經氣壅迫，是以疼痛而熱腫。凡頭耳之腫痛，皆甲木之邪也。

手足少陽之脈，俱絡於耳，而少陽一病，則三焦之氣善陷，膽經之氣善逆。耳病之癰腫，盡甲木之為害，於三焦無關也。甲木逆升，相火鬱發，則為熱腫。木邪衝突，則為疼痛。木氣堵塞，則為重聽。

仲景《傷寒》：少陽中風，兩耳無所聞。太陽傷寒，病人叉手自冒心，師因教試令咳，而不咳者，此必兩耳無聞也。以重發汗，虛故如此。

【點睛】

手足少陽之脈，俱絡於耳。

耳之熱腫：源於甲木相火之熱。

耳之疼痛：源於甲木之衝突。

耳之重聽：緣於甲木之氣擁堵。

【原文】

耳聾者，手少陽之陽虛，而足少陽之陽敗。耳癰者，手少陽之火陷，而足少陽之火逆也。欲升三焦，必升己土，欲降甲木，必降戊土，中氣不運，不能使濁降而清升也。

【點睛】

耳聾者，少陽之陽虛。

耳癰者，少陽之火逆。

【原文】

柴胡芍藥茯苓湯：芍藥三錢，柴胡二錢，茯苓三錢，半夏三錢，甘草二錢，桔梗三錢。煎半杯，熱服。

治耳內熱腫疼痛者。

熱甚，加黃芩。膿成，加丹皮、桃仁。

苓澤芍藥湯：茯苓三錢，澤瀉三錢，半夏三錢，杏仁三錢，柴胡三錢，芍藥三錢。煎半杯，熱服。

治耳流黃水者。

參茯五味芍藥湯：茯苓三錢，半夏三錢，甘草二錢，人參三錢，橘皮三錢，五味一錢，芍藥三錢。煎半杯，溫服。

治耳漸重聽者。

❖鼻口根原

【原文】

鼻口者，手足太陰之竅也。脾竅於口而司五味，肺竅於鼻而司五臭。人身之氣，陽降而化濁陰，陰升而化清陽，清則沖虛，濁則滯塞，沖虛則生其清和，滯塞則鬱為煩熱。上竅沖虛而不滯塞，清和而不煩熱者，清氣升而濁氣降也。濁降而清升，故口知五味而鼻知五臭。

【點睛】

闡釋口鼻之司臭味之機理。

【原文】

而口鼻之司臭味，非第脾肺之能也，其權實由於心。

以心竅於舌，心主臭而口主味。鼻之知五臭者，心也；口之知五味者，舌也。心為君火，膽與三焦為相火，三焦升則為清陽，膽木降則為濁陰。三焦陷而膽木逆，清氣降而濁氣升，則鼻口滯塞而生煩熱，臭味不知矣。

【點睛】

鼻之知五臭者，心也；口之知五味者，舌也。君相升炎，是以鼻口滯塞、臭味不知，故臭味之司，其權在心。

【原文】

而清氣之升，由鼻而上達，濁氣之降，自口而下行。蓋鼻竅於喉，口通於咽，鼻者清氣之所終，口者濁氣之所始也。喉通於藏，咽通於府，喉者地氣之既升，咽者天氣之初降也。濁氣不降而清氣下陷，則病見於口；清氣不升而濁氣上逆，則病見於鼻。故鼻病者，升其清而並降其濁；口病者，降其濁而兼升其清。

【點睛】

脾開竅於口，口開竅於咽；肺開竅於鼻，鼻開竅於喉。

清氣終升於鼻，通於喉；濁氣始降於口，通於咽。

鼻病，因於清氣不升，而濁氣亦遂逆，口病，因於濁氣不降，而清氣亦遂陷，故鼻病者，升清而並降濁，口病者，降濁而兼升清。

【原文】

升清之權，在於太陰，太陰陷則乙木不能升其清；降濁之機，在於陽明，陽明逆則辛金不能降其濁。得升降之

宜，則口鼻之竅和暢而清通矣。

❖ 鼻病根原

【原文】

鼻病者，手太陰之不清也。肺竅於鼻，司衛氣而主降斂。宗氣在胸，衛陽之本，貫心肺而行呼吸，出入鼻竅者也。肺降則宗氣清肅而鼻通，肺逆則宗氣壅阻而鼻塞。涕者，肺氣之燻蒸也。肺中清氣，氤氳如霧，霧氣飄灑，化為雨露，而輸膀胱，則痰涕不生。肺金不清，霧氣瘀濁，不能化水，則凝鬱於胸膈而痰生，燻蒸於鼻竅而涕化，痰涕之作，皆由於辛金之不降也。

【點睛】

鼻塞之標：鼻為肺竅，故肺氣壅塞而鼻塞。

鼻涕之標：鼻為肺竅，肺金不清，霧氣瘀濁，不能化水，燻蒸於鼻竅而涕化。

【原文】

肺金生水而主皮毛，肺氣內降，則通達於膀胱，肺氣外行，則薰澤於皮毛。外感風寒而皮毛閉秘，臟腑鬱遏，內不能降，外不能洩，蓄積莫容，則逆行於鼻竅。鼻竅窄狹，行之不及，故衝激而為嚏噴。肺氣薰騰，淫蒸鼻竅，是以清涕流溢，涓涓而下也。

【點睛】

鼻病之本：肺胃不降。

闡釋了嚏噴、清涕之機理。

【原文】

肺氣初逆則涕清，遲而肺氣堙鬱，清化為濁，則滯塞而膠黏；遲而濁鬱陳腐，白化為黃，則臭敗而穢惡。久而不癒，色味如膿，謂之鼻癰。皆肺氣逆行之所致也。其中氣不運，肺金壅滿，即不感風寒，而濁涕時下，是謂鼻淵。鼻淵者，濁涕下不止也（《素問》）。

肺氣之鬱，總由土濕而胃逆，胃逆則濁氣填塞，肺無降路故也。

【點睛】

闡釋了涕黃、涕膿、鼻淵之機理。

【原文】

桔梗元參湯：桔梗三錢，元參三錢，杏仁三錢，橘皮三錢，半夏三錢，茯苓三錢，甘草二錢，生薑三錢。煎半杯，熱服。

治肺氣鬱升，鼻塞涕多者。

五味石膏湯：五味一錢，石膏三錢，杏仁三錢，半夏三錢，元參三錢，茯苓三錢，桔梗三錢，生薑三錢。煎半杯，熱服。

治肺熱鼻塞，濁涕黏黃者。

胃寒，加乾薑。

黃芩貝母湯：黃芩三錢，柴胡三錢，芍藥三錢，元參三錢，桔梗三錢，杏仁三錢，五味一錢，貝母三錢，去心煎半杯，熱服。

治鼻孔發熱生瘡者。

　　苓澤薑蘇湯：茯苓三錢，澤瀉三錢，生薑三錢，杏仁三錢，甘草二錢，橘皮三錢，紫蘇三錢。煎半杯，熱服。

　　治鼻塞聲重，語言不清者。

❖口病根原

【原文】

　　口病者，足陽明之不降也。脾主肌肉而竅於口，口唇者，肌肉之本也（《素問》語）。脾胃同氣，脾主升清而胃主降濁，清升濁降，則唇口不病，病者，太陰己土之陷而陽明戊土之逆也。陽明逆則甲木不降而相火上炎，於是唇口疼痛而熱腫，諸病生焉。

【點睛】

　　口為脾竅。

　　唇口腫痛之標：甲木衝突、相火上炎。

　　唇口腫痛之本：己土之陷、戊土之逆。

【原文】

　　脾胃不病，則口中清和而無味。木鬱則酸，火鬱則苦，金鬱則辛，水鬱則鹹，自鬱則甘。口生五味者，五藏之鬱，而不得土氣，則味不自生，以五味司於脾土也。心主五臭，入腎為腐，心為火而腎為水，土者水火之中氣，水泛於土則濕生，火鬱於土則熱作，濕熱燻蒸，則口氣腐穢而臭惡。

【點睛】

　　解釋了口氣之病機。

【原文】

太陰以濕土主令，陽明從燥金化氣，脾病則陷，胃病則逆。口唇之病，燥熱者多，濕寒者少，責在陽明，不在太陰。然陽明上逆而生燥熱，半因太陰下陷而病濕寒，清潤上焦之燥熱，而不助下焦之濕寒，則得之矣。

【點睛】

陽明上逆而生燥熱，太陰下陷而病濕寒，是以寒熱錯雜。

【原文】

甘草黃芩湯：甘草二錢，黃芩二錢，茯苓三錢，半夏三錢，石膏三錢。煎半杯，熱服。

治濕熱燻蒸，口氣穢惡者。

貝母元參湯：貝母三錢，元參三錢，甘草二錢，黃芩二錢。煎半杯，熱漱，徐咽。

熱甚，加黃連、石膏。

治口瘡熱腫。

桂枝薑苓湯：芍藥四錢，桂枝二錢，乾薑三錢，茯苓三錢，甘草二錢，元參三錢。煎大半杯，溫服。

治脾胃濕寒，膽火上炎，而生口瘡者。

舌 病

心竅於舌，舌者，心之官也。心屬火而火性升，其下降者，胃土右轉，金斂而水藏之也。胃逆而肺金失斂，則火遂其炎上之性，而病見於舌，疼痛熱腫，於是作焉。

【點睛】

舌之腫痛之標：舌者，心之官，故君火不降而氣滯於舌。

舌之腫痛之本：肺胃不降。

【原文】

火之為性，降則通暢，升則堙鬱，鬱則苔生。舌苔者，心液之瘀結也。鬱於土，則苔黃；鬱於金，則苔白。火盛而金燥，則舌苔白澀；火衰而金寒，則舌苔白滑。火衰而土濕，則舌苔黃滑；火盛而土燥，則舌苔黃澀。五行之理，旺則侮其所不勝，衰則見侮於所勝。水者火之敵，水勝而火負，則苔黑而滑；水負而火勝，則苔黑而澀。凡光滑滋潤者，皆火衰而寒凝；凡芒刺焦裂者，皆火盛而燥結也。

【點睛】

闡釋舌苔辨證之妙。

【原文】

心主言，而言語之機關，則在於舌。舌之屈伸上下者，筋脈之柔和也。筋司於肝，肝氣鬱則筋脈短縮，而舌捲不能言。《靈樞‧經脈》：足厥陰氣絕，則筋絕。筋者，聚於陰器而脈絡於舌本，脈弗榮則筋急，筋急則引舌與卵，故唇青舌卷卵縮。足太陰氣絕，則脈不榮其唇舌，脈不榮則舌萎人中滿。

《素問‧熱論》：少陰脈貫腎，絡於肺，繫舌本，故口燥舌乾而渴。足三陰之脈皆絡於舌，凡舌病之疼痛熱腫，則責君火之升炎。若其滑澀燥濕，攣縮弛長諸變，當於各經求之也。

【點睛】

舌捲：足厥陰鬱之病。

舌萎：足太陰鬱之病。

舌燥：足少陰不升之病，水不濟火。

舌之疼痛熱腫：手少陰君火之升炎。

【原文】

芩連芍藥湯：黃芩三錢，黃連一錢，甘草二錢，貝母二錢（去心），丹皮三錢，芍藥三錢。煎半杯，熱服。

治舌瘡疼痛熱腫。

【點睛】

少陰君火之治。可參見六氣解之六氣治法。

【原文】

桂枝地黃湯：桂枝三錢，芍藥三錢，生地三錢，阿膠三錢，當歸三錢，甘草二錢。煎大半杯，溫服。

治肝燥舌捲者。

若中風舌強語拙，或雜證舌萎言遲，皆脾腎濕寒，不宜清涼滋潤，勿服此方。

牙 痛

牙痛者，足陽明之病也。手陽明之經，起於手之次指，上頸貫頰而入下齒。足陽明之經，起於鼻之交頞，下循鼻外而入上齒。手之三陽，陽之清者，足之三陽，陽之濁者。濁則下降，清則上升，手陽明升，足陽明降，濁氣不至上壅，是以不痛。

手陽明以燥金主令，足陽明以戊土而化氣於燥金，戊土之降，以其燥也。太陰盛而陽明虛，則戊土化濕，逆而不降，並阻少陽甲木之經，不得下行。

牙床者，胃土所司，胃土不降，濁氣壅迫，甲木逆沖，攻突牙床，是以腫痛。甲木化氣於相火，相火失根，逆行而上炎，是以熱生。

蟲牙者，木鬱而為蟲也。甲木鬱於濕土之中，腐敗蟲朽，故蟲生而齒壞。

【點睛】

手陽明之經，入下齒；足陽明之經，入上齒。

牙之腫痛之標：胃土壅迫，是以腫；甲木逆沖，是以痛。

牙之腫痛之本：土濕而手陽明陷、足陽明逆。

牙蟲：甲木鬱於戊土，木熱土濕，濕熱所致。

【原文】

牙齒為骨之餘氣，足少陰腎水之所生也。水盛於下而根於上，牙者，水之方芽於火位而未盛者也。五行之理，水能勝火而火不勝水，水火一病，則水勝而火負，事之常也。而齒牙之位，以癸水之始基，微陰初凝，根荄未壯，一遭相火逆升，燻蒸炎烈，挾焦石流金之力而勝杯水，勢自易易。以少水而爍於壯火，未可以勝負尋常之理相提而並論也。

【點睛】

牙者，水之方芽於火位而未盛者也 —— 腎水之基（離陰）所生。

【原文】

黃芩石膏湯：黃芩三錢，石膏三錢，甘草二錢（生），半夏三錢，升麻二錢，芍藥三錢。煎半杯，熱服，徐咽。

治牙疼齦腫。

【點睛】

升降陽明：手陽明之經，入下齒；足陽明之經，入上齒。半夏，降足陽明之逆；升麻，升手陽明之陷。

【原文】

柴胡桃仁湯：柴胡三錢，桃仁三錢，石膏三錢，骨碎補三錢。煎半杯，熱服，徐咽。

治蟲牙。

【點睛】

柴胡，清降甲木；桃仁，行血潤燥；石膏，清肺氣之熱；骨碎補，補腎。

清降甲木並除濕土之熱，則牙蟲自然不生。精妙治法。

【原文】

咽　喉

咽喉者，陰陽升降之路也。《靈樞·經脈》：胃足陽明之脈，循喉嚨而入缺盆。脾足太陰之脈，挾咽而連舌本。心手少陰之脈，挾咽而繫目系。小腸手太陽之脈，循咽而下胸膈。腎足少陰之脈，循喉嚨而挾舌本。肝足厥陰之脈，循喉嚨而入頏顙。五藏六府之經，不盡循於咽喉，

而咽為六府之通衢，喉為五藏之總門，脈有歧出，而呼吸升降之氣，則別無他經也。

【點睛】

胃足陽明之脈、脾足太陰之脈、心手少陰之脈、小腸手太陽之脈、腎足少陰之脈、肝足厥陰之脈，循咽喉，除了少陽之脈。

【原文】

六府陽也，而陽中有陰則氣降，故濁陰由咽而下達；五藏陰也，而陰中有陽則氣升，故清陽自喉而上騰。蓋六府者，傳化物而不藏，不藏則下行，是天氣之降也；五藏者，藏精氣而不洩，不洩則上行，是地氣之升也。地氣不升則喉病，喉病者，氣塞而食通；天氣不降則咽病，咽病者，氣通而食塞。

先食阻而後氣梗者，是藏完而府傷之也；先氣梗而後食阻者，是府完而藏傷之也。而總之，咽通六府而胃為之主，喉通五藏而肺為之宗。

【點睛】

病之標：胃主咽，胃氣不降則咽病；肺主喉，肺氣不降則喉病。

【原文】

陽衰土濕，肺胃不降，濁氣堙鬱，則病痹塞，相火升炎，則病腫痛。下竅為陰，上竅為陽，陰之氣濁，陽之氣清，清氣涼而濁氣熱，故清氣下陷，則涼洩於魄門，濁氣

上逆，則熱結於喉嚨也。

【點睛】

病之本：土濕。

【原文】

甘草桔梗射干湯：甘草二錢（生），桔梗三錢，半夏三錢，射干三錢。煎半杯，熱漱，徐服。

治咽喉腫痛生瘡者。

貝母升麻鱉甲湯：貝母三錢，升麻二錢，丹皮三錢，元參三錢，鱉甲三錢。煎半杯，熱漱，徐服。

治喉瘡膿成者。

聲　音

聲音者，手太陰之所司也。肺藏氣，而氣之激宕則為聲，故肺病則聲為之不調，氣病則聲為之不暢。而氣之所以病者，由於己土之濕。手陽明主令於燥金，手太陰化氣於濕土，陽明旺則金燥而響振，太陰盛則土濕而聲瘖。譬之琴瑟簫鼓，遇晴明而清越，值陰晦而沉濁，燥濕之不同也。燥為陽而濕為陰，陽旺則氣聚而不洩，氣通而不塞，聚則響而通則鳴。

唇缺齒落而言語不清者，氣之洩也；涕流鼻淵而聲音不亮者，氣之塞也。

【點睛】

聲音根源：肺藏氣，而氣之激宕則為聲。

病之標：手太陰濕氣旺。

病之本：足太陰濕，而手太陰從令而化濕。

【原文】

然聲出於氣而氣使於神。《靈樞・憂恚無言》：喉嚨者，氣之所以上下者也。會厭者，聲音之戶也。口唇者，聲音之扇也。舌者，聲音之機也。懸雍者，聲音之關也。頏顙者，分氣之所洩也。橫骨者，神氣所使，主發舌者也。蓋門戶之開闔，機關之啟閉，氣為之也。而所以司其遲疾，時其高下，開闔適宜，而啟閉中節者，神之所使也。是故久嗽而音啞者，病在聲氣；中風而不言者，病在神明。

聲氣病則能言而不能響，神明病則能響而不能言。聲氣出於肺，神明藏於心。四十九難：肺主五聲，入心為言。緣聲由氣動，而言以神發也。

【點睛】

闡釋聲出於氣而氣使於神。

【原文】

聞之婦人在軍，金鼓不振。李少卿軍中有女子，擊鼓起士而鼓不鳴。然則調聲音者，益清陽而驅濁陰，一定之理也。

茯苓橘皮杏仁湯：茯苓三錢，半夏三錢，杏仁三錢，百合三錢，橘皮三錢，生薑三錢。煎半杯，熱服。

治濕旺氣鬱，聲音不亮者。

百合桔梗雞子湯：百合三錢，桔梗三錢，五味一錢，雞子白一枚。煎半杯，去滓，入雞子清，熱服。

治失聲瘖啞者。

鬚 髮

鬚髮者,手足六陽之所榮也。《靈樞·陰陽二十五人》:手三陽之上者,皆行於頭。陽明之經,其榮髭也。少陽之經,其榮眉也。太陽之經,其榮鬚也。足三陽之上者,亦行於頭。陽明之經,其榮髯也。少陽之經,其榮鬚也。太陽之經,其榮眉也。凡此六經,血氣盛則美而長,血氣衰則惡而短。

【點睛】

鬚髮,手足六陽經經氣之所灌注。

髭——手陽明

眉——手少陽、足太陽

鬚——手太陽、足少陽

髯——足陽明

【原文】

夫鬚髮者,營血之所滋生,而實衛氣之所發育也。血根於上而盛於下,氣根於下而盛於上。鬚髮上盛而下衰者,手足六陽之經氣盛於上故也。《靈樞·決氣》:上焦開發,宣五穀味,薰膚,充身,澤毛,若霧露之溉,是謂氣。冬時陽氣內潛,而爪髮枯脆,夏日陽氣外浮,而爪鬚和澤。緣鬚髮之生,血以濡之,所以滋其根荄,氣以煦之,所以榮其枝葉也。

【點睛】

鬚髮之盛衰,取決於經絡之氣盛。

【原文】

宦者傷其宗筋，血洩而不滋，則氣脫而不榮，是以無鬚，與婦人正同。然則鬚落髮焦者，血衰而實氣敗，當於營衛二者雙培，其本枝則得之矣。

【點睛】

治法：雙培營衛。

【原文】

桂枝柏葉湯：首烏三錢，桂枝三錢，丹皮三錢，生地三錢，柏葉三錢，生薑三錢，人參三錢，阿膠三錢。煎大半杯，溫服。

治須鬚落髮焦，枯燥不榮。

黃澀早白，加桑椹、黑豆。陽衰土濕者，加乾薑、茯苓。肺氣不充，重用黃耆，肺主皮毛故也。

卷九

瘡瘍之病，因寒邪傷營，血澀氣阻，
積鬱成熱，肉腐為膿。陽盛則紅腫而外
發，陰盛則黑塌而內陷。其輕則疥癬之
疾，其重則腹內之病。

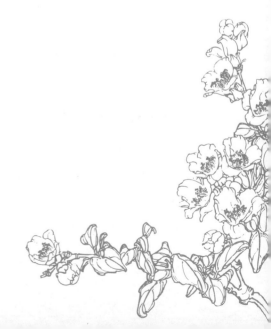

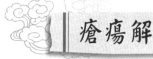

瘡瘍解

【原文】

瘡瘍之病，因寒邪傷營，血澀氣阻，積鬱成熱，肉腐為膿。陽盛則紅腫而外發，陰盛則黑塌而內陷。其輕則疥癬之疾，其重則腹內之病。

【點睛】

瘡瘍之病，因寒邪傷營，始於外感。總括瘡瘍之病因。

【原文】

《靈樞》義晰而無方，《金匱》法略而未備，後世外科之家，仰鑽莫入，茫若其言，玉版塵封，金匱云埋。知若亞父，遭此難而身傾；賢如伯牛，遘斯疾而命殞。賢智不解其意，而況余子乎！

往年目病，悔為庸妄所誤，寒洩脾陽。耳後壅腫，清膿如注，又幾誤於外科之手。游息浮揚，一縷未斷，念之至今病悸，作瘡瘍解。

❖癰疽根原

【原文】

癰疽者，寒傷營血之病也。血之為性，溫則流行，寒則凝澀。寒傷營血，凝澀不運，衛氣鬱阻，蓄而為熱，熱盛則肉腐為膿。膿瘀不洩，爛筋而傷骨，骨髓消爍，經脈敗漏，薰於五藏，藏傷則死矣。

【點睛】

寒傷營血，營束其衛，衛氣鬱阻，蓄而為熱。衛氣行於分肉之間，是以肉腐為膿。

【原文】

癰病淺而疽病深，淺則輕而深則重。癰者，營衛之壅於外也；疽者，氣血之阻於內也。營衛之壅遏，有盛有不盛，故腫有大小。穴俞開而風寒入，寒鬱為熱，隨孔竅而外發，故其形圓。疽之外候，皮夭而堅，癰之外候，皮薄而澤，陰陽淺深之分也。

《靈樞·癰疽》：寒邪客於經脈之中則血澀，血澀則不通，不通則衛氣歸之，不得復反，故壅腫。寒氣化為熱，熱盛則腐肉，肉腐則為膿。癰成為熱，而根原於外寒，故癰疽初起，當溫經而散寒，行營而宣衛。及其寒化為熱，壅腫痛楚，於此營衛遏閉之秋，仍宜清散於經絡。至於膿血潰泆，經熱外洩，營衛俱敗，自非崇補氣血不能復也。

如其經絡陰凝，腫熱外盛，氣血虛寒，膿汁清稀，則更當溫散而暖補之，不可緩也。若夫瘡癤疥癬之類，其受傷原淺，但當發表而瀉衛，無事他方也。

【點睛】

營傷而血澀，血澀則不通，則營血失常而入衛氣之道。

營血行於脈內，衛氣行於脈外，營衛相隨而行，是為常道。

營傷，則營入於脈外，而外束衛氣；衛傷，則衛入於

脈內，而內遏營血。

外束衛氣而陰不內斂，故表寒；衛氣鬱阻，分肉之間蓄而為熱。

內遏營血而陽不外達，故裏熱；營氣鬱阻，經絡之血蓄而為熱。

此義，仲景而後，僅黃元御一家解之也。

【原文】

桂枝丹皮紫蘇湯：桂枝三錢，芍藥三錢，甘草二錢，丹皮三錢，蘇葉三錢，生薑三錢。煎大半杯，熱服，覆取微汗。

治癰疽初起。

《金匱》：諸脈浮數，應當發熱，而反灑淅惡寒，若有痛處，當發瘡癰。癰疽因外感寒邪，傷其營血。營傷而裏束衛氣，衛氣鬱阻，不得外達，故見惡寒。衛鬱熱發，肉腐膿化，則成癰疽。

【點睛】

營傷，則營血失常而入衛氣之道，是以營束衛氣。衛氣鬱阻，不得外達，故表見惡寒；而分肉之衛，則鬱而熱發。

【原文】

初起經絡鬱遏，必當發表。表解汗出，衛鬱透洩，經絡通暢，則腫痛消除，不作膿也。若不得汗，宜重用青萍發之。表熱太盛，用地黃、天冬，涼瀉經絡之鬱。衛氣太

虛，用黃耆益其經氣。

丹皮黃耆湯：桂枝三錢，桃仁三錢，甘草二錢，桔梗三錢，丹皮三錢，生薑三錢，元參三錢，黃耆三錢（生）。煎大半杯，熱服。

治皮肉壅腫，癰疽已成者。

熱盛，重用黃耆、天冬、地黃。

排膿湯：甘草二錢（炙），桔梗三錢，生薑三錢，大棗三枚。煎大半杯，溫服。

治膿成熱劇，皮肉鬆軟者。

桂枝人參黃耆湯：人參三錢，黃耆三錢（炙） 桂枝三錢，甘草二錢（炙），當歸三錢，芍藥三錢，茯苓三錢，丹皮三錢。煎大半杯，溫服。

治膿洩熱退，營衛雙虛者。

黃耆人參牡蠣湯：黃耆三錢，人參三錢，甘草二錢，五味一錢，生薑三錢，茯苓三錢，牡蠣三錢。煎大半杯，溫服。

治膿洩後潰爛，不能收口者。洗淨敗血腐肉，用龍骨、象皮細末少許收之，貼仙靈膏。

仙靈膏：地黃八兩，當歸二兩，甘草二兩，黃耆二兩，丹皮一兩，桂枝一兩。麻油一斤，黃丹八兩，熬膏，入黃蠟、白蠟、乳香、沒藥各一兩，罐收。膿後潰爛，久不收口，洗淨貼。一日一換，計日平復。

大黃牡丹湯：大黃三錢，芒硝三錢，冬瓜子二錢，桃仁三錢，丹皮三錢。煎大半杯，熱服。

治疽近腸胃，內熱鬱蒸者。

參耆苓桂干薑湯：人參三錢，黃耆三錢，甘草二錢，茯苓三錢，桂枝三錢，乾薑三錢，丹皮二錢。煎大半杯，溫服。

治陰盛內寒，及膿清熱微者。

甚加附子。

仙掌丹：斑蝥八錢（去頭翅，糯米炒黃用，去米。川產者良，餘處不可用），前胡四分（炒），乳香一錢（去油），沒藥一錢（去油）血竭一錢，元參四分，冰片五分，麝香五分。研細，瓶收。

凡陽證癰疽初起，針破瘡頂，點藥如芥粒，外用膏藥貼之，頃刻流滴黃水，半日即消。重者一日一換，一兩日愈，神效。膿成無用，陰證不治。

❖瘰癧根原

【原文】

瘰癧者，足少陽之病也。足少陽以甲木而化氣於相火，其經自頭走足，行身之旁，目之外眥，上循耳後，從頸側而入缺盆，下胸腋而行脅肋，降於腎藏，以溫癸水。相火降蟄，故癸水不至下寒，而甲木不至上熱。而甲木之降，由於辛金之斂，辛金之斂，緣於戊土之右轉也。戊土不降，少陽逆行，經氣壅遏，相火上炎，瘀熱摶結，則瘰癧生焉。

【點睛】

病之標：足少陽之病。

病之本：水寒土濕。

【原文】

肝膽主筋，筋脈捲屈而壅腫，故磊落歷碌，頑硬而堅實也。

《靈樞・經脈》：膽足少陽之經，是動則病口苦，心脅痛，缺盆中腫痛，腋下腫，馬刀挾癭。馬刀挾癭者，足少陽之脈，循缺盆，挾胸膈，而走脅肋，其經彎如馬刀，而癭瘤挾生也。

《金匱》：痺挾背行，苦腸鳴，馬刀挾癭者，皆為勞得之。此以勞傷中氣，戊土逆升，少陽經脈降路壅阻，相火鬱蒸，故令病此。

病在筋而不在肉，故堅而不潰，潰而不斂，較之諸瘡，最難平復。而相火升炎，上熱日增，脾腎陽虧，下寒日劇。久而陽敗土崩，遂傷性命。非傷於血肉之潰，乃死於中氣之敗也。

法當培中氣以降陽明，肺胃右行，相火下潛，甲木榮暢而歸根，則瘡自平矣。

【點睛】

病位在筋。

【原文】

柴胡芍藥半夏湯：柴胡三錢，芍藥三錢，元參三錢，甘草二錢，半夏三錢，丹皮三錢，牡蠣三錢，鱉甲三錢。煎大半杯，熱服。

上熱甚者，加黃芩、地黃。血虛木燥，加首烏。腫痛，加貝母。膿成，加桔梗。

❖癩風根原

【原文】

癩風者，風傷衛氣而營鬱未盡洩也。衛性收斂，營性發揚，風傷衛氣，開其皮毛，風愈洩則衛愈閉，其性然也。衛閉則營血不得外發，於是鬱蒸而生裏熱。

六日經盡，營熱鬱發，衛不能閉，則腫透皮毛，而見紅斑。斑發熱除，則病癒矣。

若衛閉不開，斑點莫出，營熱內遏，臟腑蒸焚，則成死證。

【點睛】

風傷衛氣，衛氣愈斂，衛氣失常而入脈內，內遏營血，是以脈內之營血疏洩不暢，故血熱鬱於經絡。

【原文】

風以木氣而善疏洩，其衛氣之閉者，風洩之也，其衛氣之閉而終開者，亦風洩之也。初時感冒，經熱未盛，則氣閉而風不能洩。經盡之後，營熱蒸發，則風洩而氣不能閉，是以疹見。

風有強弱之不同，氣有盛衰之非一，風強而氣不能閉，則斑點盡出，氣盛而風不能洩，則斑點全無。

【點睛】

風性疏洩，氣性收斂；風有強弱，氣有盛衰。故風強氣衰，是以疹見；風弱氣盛，是以疹隱。

【原文】

若風氣相搏，勢力均平，風強而外洩，氣盛而內閉。風強則內氣不能盡閉，氣盛則外風不能盡洩，洩之不透，隱見於皮膚之內，是謂癮疹。氣之不透，洩鬱而為癢。癢者謂之洩風，又曰脈風。洩風者，風之未得盡洩，而遺熱於經脈之中也。洩風不癒，營熱內鬱，久而經絡蒸淫，肌肉腐潰，發為痂癩，是名癩風。

【點睛】

風之不得盡洩，或癮疹，或為癢（癢者謂之洩風）。

洩風不癒，久而經絡蒸淫，肌肉腐潰，發為癩風。故，癩風為風之不得洩之重者。

【原文】

肺司衛氣而主皮毛，衛氣清和，薰膚，充身，澤毛，若霧露之溉焉，則皮毛榮華。衛氣鬱閉，髮膚失其薰澤，故膚腫而毛落。肺竅於鼻，宗氣之所出入。宗氣者，衛氣之本，大氣之搏而不行，積於胸中，以貫心肺而行呼吸者也。衛氣閉塞，則宗氣蒸瘀，失其清肅，故鼻柱壞也。

大凡溫疫中風，發表透徹，紅斑散佈，毫髮無鬱，必無此病。

法宜瀉衛鬱而清營熱，決腐敗而生新血。經絡清暢，痂癩自平矣。

紫蘇丹皮地黃湯：蘇葉三錢，生薑三錢，甘草二錢，丹皮三錢，芍藥三錢，地黃三錢。煎大半杯，熱服。覆衣，取汗。

若不得汗，重用青萍發之，外以青萍熱湯燻洗，以開汗孔。汗後用破鬱行血之藥，通其經絡，退熱清蒸之劑，清其營衛。腐去新生，自能平癒。

但涼營瀉熱之品，久服則脾敗，當酌加薑、桂行經之藥，不至內洩脾陽，則善矣。

❖痔漏根原

【原文】

痔漏者，手太陽之病也。手之三陽，自手走頭，足之三陽，自頭走足。手三陽之走頭者，清陽之上升也；足三陽之走足者，濁陰之下降也。足三陽病則上逆而不降，手三陽病則下陷而不升。

《素問・氣厥論》：小腸移熱於大腸，為虙瘕，為沉痔。五行之理，升極必降，降極必升，升則陰化為陽，降則陽化為陰。水本潤下，足少陰以癸水而化君火者，降極則升也；火本炎上，手太陽以丙火而化寒水者，升極則降也。手太陽病則丙火下陷，不上升而化寒水，是以小腸有熱。

五藏六府，病則傳其所勝，以丙火而化庚金，是以移熱於大腸。魄門處大腸之末，丙火傳金，陷於至下之地，是以痔生於肛也。

【點睛】

病之標：手太陽小腸丙火陷而化熱，傳於庚金，陷於肛門。

【原文】

　　然病在於二腸，而究其根源，實因於脾。《素問‧生氣通天論》：因而飽食，筋脈橫解，腸澼為痔。以過飽傷脾，脾氣困敗，不能消磨，水穀莫化，下趨二腸，而為洩利。洩則脾與二腸俱陷，丙火陷於肛門，此痔病所由生也。

【點睛】

病之本：脾濕下陷。

【原文】

　　氣統於肺，而肺氣之降者，胃土之右轉也；血藏於肝，而肝血之升者，脾土之左旋也。凡經絡臟腑之氣，皆受於肺；凡經絡臟腑之血，皆受於肝。戊土一降，而諸氣皆降，己土一升，則諸血皆升。脾土濕陷，則肝木下鬱而血不上行，故脫失於大便。凝則為癥瘕，流則為沉痔。沉癥者，皆肝血之下陷，無二理也。

【點睛】

　　沉癥者，皆肝血之下陷。堆之，息肉之源，在於五字：血瘀而熱陷（或滯）。

【原文】

　　《靈樞‧邪氣臟腑病形》：腎脈微澀，為不月、沉痔。血流於後，則為沉痔，血凝於前，則為不月，不月即癥瘕也。《金匱》：小腸有寒者，其人下重便血，有熱者，必痔。痔與下重便血，皆丙火之下陷。火衰而陷者，則下重

便血而不痔；火未衰而陷者，則下重便血而痔生。要之，痔家熱在魄門，而脾與小腸，無不寒濕。緣丙火不虛則不陷，陷則下熱而中寒。丙火上升而化寒水者，常也，下陷而不化寒水，是以生熱。陷而不升，故熱在魄門而不在腸胃也。

【點睛】

痔家，熱在大腸、魄門，而濕寒則在脾與小腸。寒熱錯雜。

丙火虛則陷，陷則下熱。

【原文】

此病一成，凡遇中氣寒鬱，則火陷而痔發。無論其平日，即其痔發肛熱之時，皆其寒濕內作之會，而醫工不知也。經血陷流，習為熟路，歲久年深，時常滴漏，則為漏病，譬如器漏而水洩也。

【點睛】

闡釋漏病之機理。

【原文】

茯苓石脂湯：茯苓三錢，丹皮三錢，桂枝三錢，芍藥四錢，乾薑二錢（炒），甘草二錢，赤石脂三錢，升麻一錢。煎大半杯，溫服。

治痔漏腫痛下血。

肛熱加黃連，木燥加阿膠。

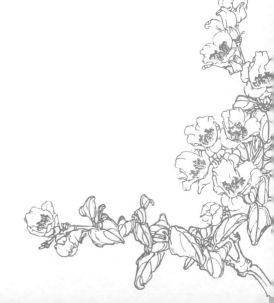

卷十

　　婦人之證，率與男子無殊，惟其經脈胎產三十六病，則與丈夫不同。其源流通塞，實資於調燮，花萼長消，端賴於栽培。

　　降自後世，此義遂乖。傷暘谷之忽寒，嘆溫泉之遽沍，泛桃花之巨浪，決瓠子之洪波，乃使春華易萎，秋實難成，胎傷卵破，女德無終，玉折蘭摧，婦怨何極！僕本恨人，痛心在目，作婦人解。

婦人解

❖經脈根原

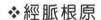

【原文】

經脈者，風木之所化生也。人與天地相參也，與日月相應也（《靈樞經》語）。

男子應日，女子應月。月滿則海水西盛，魚腦充，蚌蛤實，經脈溢；月晦則海水東盛，魚腦減，蚌蛤虛，經脈衰。

月有圓缺，陰有長消，經脈調暢，盈縮按時，月滿而來，月虧而止者，事之常也。

【點睛】

月經，肝血所化生。與月相應，盈縮按時。

【原文】

金主收斂，木主疏洩，金斂而木不能洩，則過期不來，木疏而金不能斂，則先期而至。收斂之極，乃斷絕而不行，疏洩之甚，故崩漏而不止。木鬱或中變為熱，水鬱則始終皆寒。其重者，亡身而殞命，其輕者，絕產而不生，非細故也。

【點睛】

金性收斂，木性疏洩，金木不交於一，是以先期、後期、崩漏。

【原文】

其凝而不解者，水寒而木鬱也。腎肝陰旺，經脈凝澁，既堙鬱而腐敗，乃成塊而紫黑，調經養血之法，首以崇陽為主也。

【點睛】

病機：腎肝陰旺。

【原文】

蓋經水之原，化於己土，脾陽左旋，溫升而生營血，所謂中焦受氣取汁，變化而赤，是謂血也（《靈樞經》語）。血藏於肝而總統於衝任，陰中陽盛，生意沛然，一承雨露，煦濡長養，是以成孕而懷子。譬之於土，陽氣冬藏，水泉溫暖，春木發揚，凍解冰消，暖氣升騰，故萬物生焉。使冬無地下之暖，雖有陽和司令，亦成寒谷不生矣。

【點睛】

經水之原，化於己土；成孕懷子，源於衝任之陽盛。

【原文】

後世庸工，全昧此理。滋陰涼血，伐洩生陽，變膏腴之壤，作不毛之地，推後凋之木，為朝華之草。目擊此風，良深永嘆！仲景垂溫經一法，吹鄒子之暖律，飄虞地之薰風，古訓昭然，來者當熟復而詳味也。

閉 結

經脈閉結，緣於肝木之鬱。血者，木中之津液也。木

性喜達，木氣條達，故經脈流行，不至結澀。木氣鬱陷，發生不遂，則經血凝滯，閉結生焉。

【點睛】

經閉之機理：肝木陷而血瘀之重者。

【原文】

乙木既陷，甲木必逆。乙木遏陷，溫氣不揚，則生下熱；甲木沖逆，相火不歸，則生上熱。經脈燔蒸，而升降阻格，內無去路，則蒸發皮毛，洩而為汗。汗出熱退，皮毛既闔，而經熱又作。熱日作而血日耗，汗日洩而陽日敗，久而困憊尪羸，眠食廢損。人知其經熱之盛，而不知其脾陽之虛，誤以涼營瀉熱之藥投之，脾陽頹敗，速之死矣。其肝膽固屬燥熱，其脾腎則是濕寒，治當分別而調劑之，未可專用清涼也。

【點睛】

闡釋寒熱錯雜之機理。

【原文】

蓋木生於水而長於土，乙木之溫，即脾陽之左升也。水寒土濕，木氣不達，抑鬱盤塞，則經脈不通，以其生氣失政而疏洩不行也。未有脾陽健運，木陷而血瘀者。其肝木之陷，咎在於脾；其膽木之逆，咎在於胃。己土不升，則戊土不降，中氣莫運，故四維不轉，非第肝膽之過也。若見其閉結，輒用開通，中氣已虧，再遭攻下，強者幸生，弱者立斃，十全二三，甚非良法也。

桂枝丹皮桃仁湯：桂枝三錢，芍藥三錢，丹皮三錢，桃仁三錢，甘草二錢，茯苓三錢，丹參三錢。煎大半杯，溫服。

上熱，加黃芩。中寒，加乾薑。中氣不足，加人參。血塊堅硬，加鱉甲、䗪蟲。脾鬱，加砂仁。

崩　漏

經脈崩漏，因於肝木之陷。肝木主生，生意暢遂，木氣條達，則經血溫升，不至下洩。生意鬱陷，木氣不達，經血陷流，則病崩漏。

木氣疏洩，血藏肝木而不致疏洩者，氣舉之也。氣性降而血性升，氣降於下，又隨肝木而左升，血升於上，又隨肺金而右降。血之在上者，有氣以降之，血之在下者，有氣以升之，是以藏而不洩也。肝木鬱陷，升發不遂，氣愈鬱而愈欲洩。

木欲洩而金斂之，故梗澀而不利；金欲斂而木洩之，故淋漓而不收。金能斂而木不能洩，則凝瘀而結塞；木能洩而金不能斂，則滂沛而橫行。

【點睛】

病之標：*肝木之陷，陽虛不能舉陰血之上行。血瘀之輕者。*

闡釋了木洩、金斂之機理。

【原文】

其原全由於土敗。土者，血海之堤防也。堤防堅固，則瀾安而波平，堤防潰敗，故氾濫而傾注。崩者，堤崩而

河決；漏者，堤漏而水滲也。緣乙木生長於水土，水旺土濕，脾陽陷敗，不能發達木氣，升舉經血，於是肝氣下鬱，而病崩漏也。後世庸醫崩漏之法，荒唐悖謬，何足數也。

【點睛】

病之本：土濕。

【原文】

桂枝薑苓湯：甘草二錢，茯苓三錢，桂枝三錢，芍藥三錢，乾薑三錢，丹皮三錢，首烏三錢。煎大半杯，溫服。

治經漏。

桂枝薑苓牡蠣湯：甘草二錢，茯苓三錢，桂枝三錢，芍藥三錢，乾薑三錢，丹皮三錢，首烏三錢，牡蠣三錢。煎大半杯，溫服。

治血崩。氣虛，加人參。

先期後期

先期者，木氣之疏洩，崩漏之機也；後期者，木氣之遏鬱，閉結之機也。其原總由於脾濕而肝陷。木氣鬱陷，不得發揚，則經血凝瘀，莫能通暢，無論先期後期，血必結澀而不利。

其通多而塞少者，木氣洩之，故先期而至。以經血上行，則血室不見其有餘，必月滿陰盈而後來，血陷則未及一月，而血室已盈，是以來早。其塞多而通少者，木不能洩，則後期而至。以木氣鬱遏，疏洩不行，期過一月，而

積蓄既多，血室莫容，然後續下，是以來遲也。

【點睛】

病之標：木氣鬱遏，疏洩過盛（先期）；木氣鬱遏，疏洩不行（後期）。

無論先期後期，血必結澀而不利——血瘀，先期色紅，後期色紫。

【原文】

桂枝薑苓湯：丹皮三錢，甘草二錢，茯苓三錢，首烏三錢，乾薑三錢，桂枝三錢，芍藥三錢。煎大半杯，溫服。

治經水先期。

薑苓阿膠湯：丹皮三錢，甘草二錢，桂枝三錢，茯苓三錢，乾薑三錢，丹參三錢，首烏三錢，阿膠三錢。煎大半杯，溫服。

治經水後期。

結瘀紫黑

經水結瘀紫黑，血室寒沍而凝澀也。血之為性，溫則行，寒則滯，滯久則堙鬱而腐敗，是以成塊而不鮮。此以土濕水寒，木氣鬱塞之故。

庸工謂之血熱，據其木鬱生熱，而昧其水土之濕寒，禍世非小也。

【點睛】

血瘀，色為紫黑。血瘀之重者，破血達木；血瘀之輕者，行血升木。

【原文】

苓桂丹參湯：丹皮三錢，甘草二錢，乾薑三錢，茯苓三錢，桂枝三錢，丹參三錢。煎大半杯，溫服。

經行腹痛

經行腹痛，肝氣鬱塞而刑脾也。緣其水土濕寒，乙木抑遏，血脈凝澀不暢。

月滿血盈，經水不利，木氣壅迫，疏洩莫遂，鬱勃衝突，克傷脾藏，是以腹痛。

【點睛】

病之標：乙木抑遏，刑於己土。

【原文】

中氣不運，胃氣上逆，則見噁心嘔吐之證。血下以後，經脈疏通，木氣鬆和，是以痛止。此多絕產不生。溫燥水土，通經達木，經調痛去，然後懷子。

其痛在經後者，血虛肝燥，風木剋土也。以經後血虛，肝木失榮，枯燥生風，賊傷土氣，是以痛作也。

【點睛】

痛在經後：血虛肝燥，風木剋土。

【原文】

苓桂丹參湯：丹皮三錢，甘草二錢，丹參三錢，乾薑三錢，桂枝三錢，茯苓三錢。煎大半杯，溫服。

治經前腹痛。

歸地芍藥湯：當歸三錢，地黃三錢，甘草二錢，桂枝

三錢，茯苓三錢，首烏三錢，芍藥三錢。煎大半杯，溫
服。

治經後腹痛。

熱入血室

經水適來之時，外感中風，發熱惡寒，七八日後，六
經既遍，表解脈遲，熱退身涼，而胸脅痞滿，狀如結胸，
語言譫妄，神識不清，此謂熱入血室也。以少陽之經，下
胸貫膈而循脅裏。少陽厥陰，表裏同氣，血藏於厥陰，熱
入血室，同氣相感，自厥陰而傳少陽。甲木逆升，經氣不
降，橫塞胸脅，故狀如結胸。

君相感應，相火升炎而爍心液，故作譫語。肝主血，
心主脈，血行脈中，血熱則心病也。

蓋經下之時，血室新虛，風傷衛氣，衛氣閉斂，營鬱
熱發，熱自經絡而入血室，勢所自然。宜清厥陰少陽之
經，瀉熱而涼血也。

【點睛】

傳經：熱自厥陰經脈而入血室。自厥陰再傳少陽。血
室，指肝、肝臟血。

厥陰為乙木，陰；少陽為甲木，陽。陰陽對待，是以
同氣相感。

【原文】

柴胡地黃湯：柴胡三錢，黃芩三錢，甘草二錢，芍藥
三錢，丹皮三錢，地黃三錢。煎大半杯，溫服。

表未解者，加蘇葉、生薑。

❖ 雜病根原

【原文】

婦人之病，多在肝脾兩經。土濕木鬱，生氣不達，奇邪淫泆，百病叢生。而陽虛積冷者多，陰虛結熱者少。以其燥熱在肝膽，濕寒在脾腎。土濕木鬱而生表熱者十之八九，土燥水虧而生裏熱者百無一二也。

【點睛】

陽虛積冷，亦有積熱。然燥熱在肝膽，濕寒在脾腎，是以寒熱錯雜。

【原文】

帶　下

帶下者，陰精之不藏也。相火下衰，腎水漸寒，經血凝瘀，結於少腹，阻格陰精上濟之路，腎水失藏，肝木疏泄，故精液淫泆，流而為帶。帶者，任脈之陰旺，帶脈之不引也。

【點睛】

病機：任脈之陰旺，帶脈不行收斂之令。

【原文】

五藏之陰精，皆統於任脈。任中陽秘，帶脈橫束，環腰如帶，為之收引，故精斂而不洩。任脈寒沍，帶脈不引，精華流溢，是謂帶下。水下洩則火上炎，故多有夜熱骨蒸，掌煩口燥之證。

【點睛】

任中陽祕，帶脈乃行收斂之令。

【原文】

而下寒上熱之原，則過不在於心腎，而在於脾胃之濕。蓋氣根於腎，坎之陽也，升於木火而藏於肺；血根於心，離之陰也，降於金水而藏於肝。金性收斂而木性生發，金隨胃降，收斂之政行，離陰下潛而化濁陰，是以氣涼而水暖；木從脾升，生發之令暢，坎陽上達而化清陽，是以血溫而火清。陽不鬱則熱不生，陰不鬱則寒不作也。土濕則脾胃不運，陰陽莫交，陽上鬱而熱生於氣，陰下鬱而寒生於血。血寒，故凝澀而瘀結也。

【點睛】

蓋氣根於腎，坎之陽也，升於木火而藏於肺；血根於心，離之陰也，降於金水而藏於肝。

陽鬱則熱生，陰鬱則寒作。

【原文】

仲景溫經一湯，溫中去濕，清金榮木，活血行瘀，誠為聖法。至於瘀血堅凝，則用土瓜根散，精液滑洩，則用礬石丸，法更密矣。

溫經湯：人參三錢，甘草二錢，乾薑三錢，桂枝三錢，茯苓三錢，丹皮三錢，當歸二錢，阿膠三錢，麥冬三錢，芍藥三錢，芎藭二錢，茱萸三錢，半夏三錢。煎一杯，溫服。

治婦人帶下，及少腹寒冷，久不受胎，或崩漏下血，或經來過多，或至期不來。

陰精流瀉，加牡蠣。瘀血堅硬，加桃仁、鱉甲。

骨　蒸

骨蒸者，肝木之不達也。肝木生於腎水，陽根在水，春氣一交，隨脾土左升，則化肝木。木氣升發，和煦溫暢，及臻夏令，水中之陽，盡達於九天，則木化而為火。木火生長，是以骨髓清涼，下熱不生。水寒土濕，肝木不升，溫氣下鬱，陷於腎水，則骨蒸夜熱，於是病焉，以腎主骨也。

【點睛】

病之標：肝木陷於腎水。

病之本：水寒土濕。

【原文】

肝木鬱陷而生下熱，則膽木沖逆而生上熱。肝木下陷，必剋脾土，膽木上逆，必剋胃土。脾胃俱病，上不能容而下不能化，飲食減損，肌肉消瘦，淹滯纏綿，漸至不起。

【點睛】

乙木陷，則甲木逆，陰陽自然之理也。

【原文】

庸工不解，以為陰虛，率以滋陰洩熱之劑，愈敗土氣，土敗陽傷，無有不死也。是宜燥土暖水，升達木氣。

木鬱條達，熱退風清，骨蒸自癒。原非陰虛血熱之證，清涼之品，未可過用，以伐中氣也。

【點睛】

木鬱條達，熱退風清，骨蒸自癒。

【原文】

苓桂柴胡湯：茯苓三錢，甘草二錢，丹皮三錢，桂枝三錢，芍藥三錢，柴胡三錢，半夏三錢。煎大半杯，溫服。

熱蒸不減，加生地、黃芩。蒸退即用乾薑、附子，以溫水土。

【點睛】

蒸退即用乾薑、附子，以溫水土——分兩步治法，第一步是達木退蒸，第二步才開始用乾薑、附子，是因為原有下熱，不適合一開始就用乾薑附子以增下熱，立法之周全也。

❖胎妊解

【原文】

胎妊者，土氣所長養也。兩精相搏，二氣妙凝，清升濁降，陰陽肇基。血以濡之，化其神魂，氣以煦之，化其精魄。氣統於肺，血藏於肝，而氣血之根，總原於土。土者，所以滋生氣血，培養胎妊之本也。木火以生長之，金水以收成之，土氣充用，四維寄旺，涵養而變化之，五氣皆足，十月而生矣。

【點睛】

胎妊，氣血養之，而氣血總化於土。

【原文】

土衰而四維失灌，藏氣不厚，則木不能生，生氣不厚，則火不能長，長氣不厚，則金不能收，收氣不厚，則水不能成。生長之氣薄，則胎不發育，收成之氣薄，斯胎不堅完。木火衰乃傷墮於初結之月，金水弱乃殞落於將成之時。

【點睛】

土衰則四象不得推遷，是以胎之失養。

【原文】

血生於木火，氣化於水金，而土則四象之中氣也，故養胎之要，首在培土。土運則清其火金而上不病熱，暖其水木而下不病寒。木溫而火清，則血流而不凝也；金涼而水暖，則氣行而不滯也。氣血環抱而煦濡之，形神鞏固，永無半產之憂矣。

【點睛】

養胎之要，首在培土。土旺，則氣血環抱而煦濡之，形神鞏固。

【原文】

結　胎

胎妊之結，生長資乎木火，收成藉乎金水。土者，四

象之母，其絪縕變化，煦濡滋養，全賴乎土。脾以己土而主升，升則化陽而善消；胃以戊土而主降，降則化陰而善受。胎之初結，中氣凝蹇，升降之機，乍而堙鬱，沖和之氣，漸而壅滿。其始胃氣初鬱，滋味厭常而喜新。及其兩月胎成，則胃氣阻逆，噁心嘔吐，食不能下。遲而中氣迴環，胃土續降，然後能食。

【點睛】

妊娠之症病機：胎之初結，中氣升降鬱阻。

【原文】

胃土降，則心火下行而化水；脾土升，則腎水上交而化火。胎氣在中，升降不利，乃水偏於下潤而火偏於上炎。水潤下者，火不交水而坎陽虛也；火炎上者，水不濟火而離陰弱也。是故妊娠之證，下寒而上熱，妊娠之脈，尺微而寸洪。仲景《金匱》：婦人得平脈，陰脈小弱，其人渴，不能食，無寒熱，名妊娠。寸為陽，尺為陰，陰脈小弱者，尺之微也。《素問·平人氣象論》：婦人手少陰脈動甚者，妊子也。手少陰之經，循臑內後廉，而走小指，脈動在神門（神門，在掌後銳骨之中），雖非寸口，然太陰之左寸，亦可以候心，神門脈動者，寸口必動。手少陰脈動者，寸之洪也。推之，左寸脈動者，右寸必動，男胎動於左寸，女胎動於右寸，亦自然之理也。十九難：男脈在關上，女脈在關下。男子寸大而尺小，女子寸小而尺大者，常也。

【點睛】

胎氣在中，升降不利，水火不能正常交濟，故妊娠之證，下寒而上熱，妊娠之脈，尺微而寸洪。

生男生女之脈：男動於左寸，女動於右寸。男子寸大而尺小，女子寸小而尺大。

【原文】

胎氣一結，虛實易位，大小反常，緣於中氣之壅阻也。陰陽鬱格，最易為病，法宜行鬱理氣為主，未可遽用填補之劑也。

荳蔻苓砂湯：白蔻一錢（生，研），杏仁二錢，甘草一錢，砂仁一錢（炒，研），芍藥二錢，丹皮三錢，茯苓三錢，橘皮一錢。煎大半杯，溫服。

治胎孕初結，噁心嘔吐，昏暈燥渴。

證緣中氣鬱阻，胃土不降，以此開鬱降濁，清膽火而行肝血。內熱加清涼之味，內寒加溫暖之品，酌其臟腑陰陽而調之。

【點睛】

行鬱理氣：白蔻、杏仁、砂仁、橘皮，開鬱降濁；芍藥清膽火；丹皮行肝血。甘草、茯苓，瀉濕培土。

【原文】

墮 胎

胎之結也，一月二月，木氣生之，三月四月，火氣長之，五月六月，土氣化之，七月八月，金氣收之，九月十

月，水氣成之。五氣皆足，胎完而生矣。而土為四象之母，始終全藉乎土，土中陽旺，則胎氣發育，十月滿足，不至於墮。

蓋胎妊之理，生長乎木火，收藏於金水，而四象之推遷，皆中氣之轉運也。陽蟄地下，左旋而化乙木，和煦溫暢，萬物資生者，己土之東升也；陰凝天上，右轉而化辛金，清涼肅殺，萬寶告成者，戊土之西降也。木生火化而胎氣暢茂，金降水凝而胎氣堅完。生長之氣衰，則胎墮於初結，收成之力弱，則胎殞於將完，其實皆土氣之虛也。

土生於火而剋於木，火旺則土燥而木達，火衰則土濕而木鬱。乙木鬱陷而剋己土，土氣困敗，胎妊失養，是以善墮。

【點睛】

病之標：墮於初結，己土虛；殞於將完，戊土虛。

病之本：土虛火衰。

【原文】

胎妊欲墮，腰腹必痛。痛者，木陷而剋土也。木生於水而長於土，土濕水寒，乙木乃陷。三十六難：命門者，諸精神之所舍，原氣之所繫，男子以藏精，女子以繫胞。命門陽敗，腎水漸寒，侮土滅火，不生肝木，木氣鬱陷，而賊脾土，此胎孕墮傷之原也。

薑桂苓參湯：甘草二錢，人參三錢，茯苓三錢，乾薑三錢，桂枝三錢，丹皮三錢。煎大半杯，溫服。

腹痛，加砂仁、芍藥。

【點睛】

腰腹痛者，木陷而剋土。砂仁，升脾陽而達木，芍藥息風。木達風息，痛自消。

【原文】

胎　漏

結胎之後，經水滋養子宮，化生血肉，無有贏餘，是以斷而不行。其胎結而經來者，必有瘀血阻格。緣胎成經斷，血室盈滿，不復流溢。肝脾陽弱，莫能行血，養胎之餘，易致堙瘀。瘀血蓄積，阻礙經絡，胎妊漸長，隧道壅塞。此後之血，不得上濟，月滿陰盈，於是下漏。按其胎之左右，必有癥塊。或其平日原有宿癥，亦能致此。

【點睛】

病機之一，瘀血蓄積，阻礙經絡。

【原文】

若內無瘀血，則是肝脾下陷，經血亡脫，其胎必墮。若血下而腹痛者，則是胞氣壅礙，土鬱木陷，肝氣賊脾也，《金匱》名為胞阻。

【點睛】

病機之二，肝脾下陷，血中溫氣虛；木賊脾土。

【原文】

宜疏木達鬱而潤風燥，其漏血腹痛自止。

桂枝地黃阿膠湯：甘草二錢，地黃三錢，阿膠三錢，

當歸三錢，桂枝三錢，芍藥三錢，茯苓三錢，丹皮三錢。
煎大半杯，溫服。

治妊娠下血腹痛者。

桂枝茯苓湯：桂枝三錢，茯苓三錢，甘草二錢，丹皮
三錢，芍藥三錢，桃仁三錢。煎大半杯，溫服。

治妊娠下血，癥塊連胎者。

輕者作丸，緩以消之。

❖產後根原

【原文】

產後血虛氣憊，諸病叢生，病則永年畢世，不得平
復。彌月之後，氣血續旺，乃可無慮。蓋妊娠之時，胎成
一分，則母氣盜洩一分，胎氣漸成，母氣漸洩，十月胎
完，而母氣耗損十倍。尋常不過數胎，而人已衰矣。母氣
傳子，子壯則母虛，自然之理也。

【點睛】

產後諸病，原於血虛氣憊。氣血兩虛，原於母氣傳
子，子壯母虛。

【原文】

但十月之內，形體雖分，而呼吸關通，子母同氣，胎
未離腹，不覺其虛。及乎產後，胎妊已去，氣血未復，空
洞虛豁，不得充灌，動即感傷，最易為病。胎時氣滯血
瘀，積瘀未盡，癥瘕續成者，事之常也。氣血虧乏，脾虛
肝燥，鬱而剋土，腹痛食減者，亦復不少。而痙、冒、便

難，尤為易致，是謂產後三病。

【點睛】

病之標：氣血兩虛。

病之本：土虛木賊。

【原文】

血弱經虛，表疏汗洩，感襲風寒，是以病痙。痙者，筋脈攣縮，頭搖口噤，項強而背折也。氣損陽虧，凝鬱內陷，群陰閉束，是以病冒。冒者，清氣幽埋，不能透發，昏潰而迷惘也。津枯腸燥，陰凝氣結，關竅閉澀，是以便難。便難者，糟粕艱阻，不得順下，原於道路之梗塞，非關陽旺而火盛也。

【點睛】

闡釋痙、冒、便難之機理。

【原文】

總之，胎氣生長，盜洩肝脾，土虛木賊，為諸病之本。土氣不虧，不成大病也。

桃仁鱉甲湯：桃仁三錢，鱉甲三錢，丹皮三錢，丹參三錢，桂枝三錢，甘草二錢。煎大半杯，溫服。

治瘀血蓄積，木鬱腹痛者。

內熱，加生地。內寒，加乾薑。

桂枝丹皮地黃湯：桂枝三錢，芍藥三錢，甘草二錢，丹皮三錢，地黃三錢，當歸三錢。煎大半杯，溫服。

治脾虛肝燥，木鬱剋土，腹痛食減，渴欲飲水者。

氣虛，加人參。水寒土濕，加乾薑、茯苓。

桂枝栝樓首烏湯：桂枝三錢，芍藥三錢，栝樓根三錢，首烏三錢，生薑三錢，大棗三枚，甘草二錢。煎大半杯，溫服。

治風傷衛氣，而病柔痙，發熱汗出者。

葛根首烏湯：桂枝三錢，芍藥三錢，甘草二錢，葛根三錢，麻黃一錢，首烏三錢，生薑三錢，大棗三枚。煎大半杯，溫服。

治寒傷營血而病剛痙，發熱無汗者。

桂枝茯苓人參湯：人參三錢，甘草二錢，茯苓三錢，桂枝三錢，生薑三錢，大棗三枚。煎大半杯，溫服。

治陽虛鬱冒。

蓯蓉杏仁湯：甘草二錢，杏仁二錢，白蜜一兩，肉蓯蓉三錢。煎大半杯，入白蜜，溫服。

治津虧木燥，大便艱難。

薑桂苓砂湯：茯苓三錢，甘草二錢，乾薑三錢，桂枝三錢，芍藥三錢，砂仁一錢。煎大半杯，入砂仁末，溫服。

治飲食不消。

參考文獻

[1] 趙文舉. 論黃元御升運脾陽的醫學思想[J]. 1990.

[2] 任啟松. 周易懸解[M]. 北京：中國中醫藥出版社，2012.

[3] 孫洽熙. 麻瑞亭治驗集[M]. 北京：中國中醫藥出版社，2011.

[4] 彭靜山. 慶雲閣醫學摘粹[M]. 瀋陽：遼寧科學技術出版社，2011.

[5] 王新華. 醫學求是[M]. 南京：江蘇科學技術出版社，1984.

[6] 程貞一，聞人軍. 周髀算經譯註[M]. 上海古籍出版社，2012.

[7] 陳久金、楊怡. 中國古代天文與曆法[M]. 北京：中國國際廣播出版社，2010.

[8] 編寫組. 經絡十講[M]. 上海：上海人民出版社，1976.

[9] 鄒學熹、鄒成永. 中國醫易學[M]. 成都：四川科學技術出版社，1992.

[10] 李安綱. 玄參文始經[M]. 北京：中國社會出版社，2005.

[11] 朱元育. 參同契闡幽[M]. 北京：華夏出版社，2009.

[12] 周士一、潘啟明. 周易參同契新探[M]. 長沙：湖南教育出版社，1981.

[13] 尹真人高弟. 性命圭旨[M]. 北京：中央編譯出版社，2013.

[14] 洪贇. 易理闡真[M]. 北京：金城出版社，2004.

[15] 沈志剛. 鍾呂丹道經典譯解[M]. 北京：宗教文化出版社，2010.

歡迎至本公司購買書籍

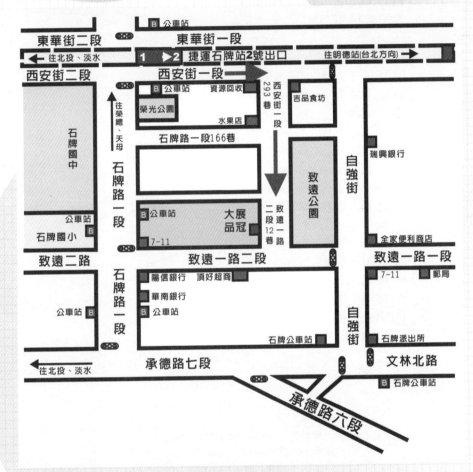

建議路線

1.搭乘捷運，公車

　　淡水線石牌站下車，由石牌捷運站２號出口出站(出站後靠右邊)，沿著捷運高架往台北方向走(往明德站方向)，其街名為西安街，約走100公尺(勿超過紅綠燈)，由西安街一段293巷進來(巷口有一公車站牌，站名為自強街口)，本公司位於致遠公園對面。搭公車者請於石牌站(石牌派出所)下車，走進自強街，遇致遠路口左轉，右手邊第一條巷子即為本社位置。

2.自行開車或騎車

　　由承德路接石牌路，看到陽信銀行右轉，此條即為致遠一路二段，在遇到自強街(紅綠燈)前的巷子(致遠公園)左轉，即可看到本公司招牌。

黃元御四聖心源點睛

編　　者｜黃元御
點　　睛｜呂宇劍
責任編輯｜壽亞荷

發 行 人｜蔡森明
出 版 者｜大展出版社有限公司
社　　址｜台北市北投區（石牌）致遠一路 2 段 12 巷 1 號
電　　話｜(02)28236031・28236033・28233123
傳　　真｜(02)28272069
郵政劃撥｜01669551
網　　址｜www.dah-jaan.com.tw
電子郵件｜service@dah-jaan.com.tw
登 記 證｜局版臺業字第 2171 號

承 印 者｜傳興印刷有限公司
裝　　訂｜佳昇興業有限公司
授 權 者｜遼寧科學技術出版社
排 版 者｜菩薩蠻數位文化有限公司
初版 1 刷｜2017 年 10 月
初版 2 刷｜2023 年 7 月

定　　價｜300 元

國家圖書館出版品預行編目 (CIP) 資料

黃元御四聖心源點睛 /（清）黃元御原著；呂宇劍點睛
——初版——臺北市，大展出版社有限公司，2017.10
　　面；21 公分——（中醫保健站；86）
　　ISBN 978-986-346-180-7（平裝）

　　1.CST: 中國醫學

413.11　　　　　　　　　　　　　　　　106013915

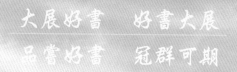

大展好書　好書大展
品嘗好書　冠群可期

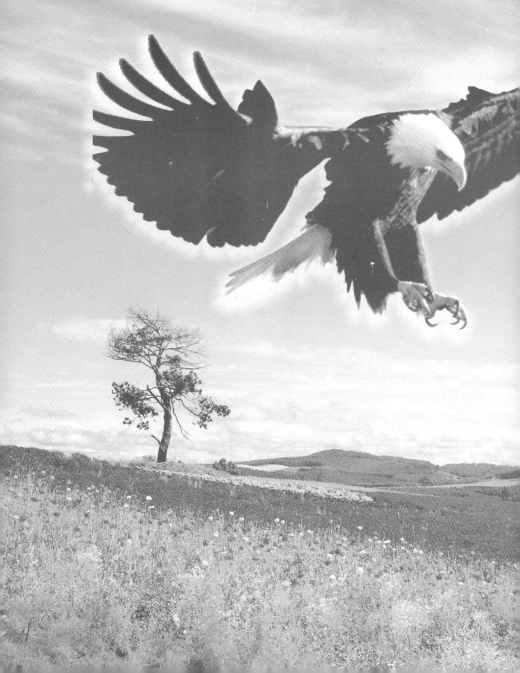

大展好書　好書大展
品嘗好書　冠群可期